発達障害なんか怖くない

「特性」を「障害」にしないために

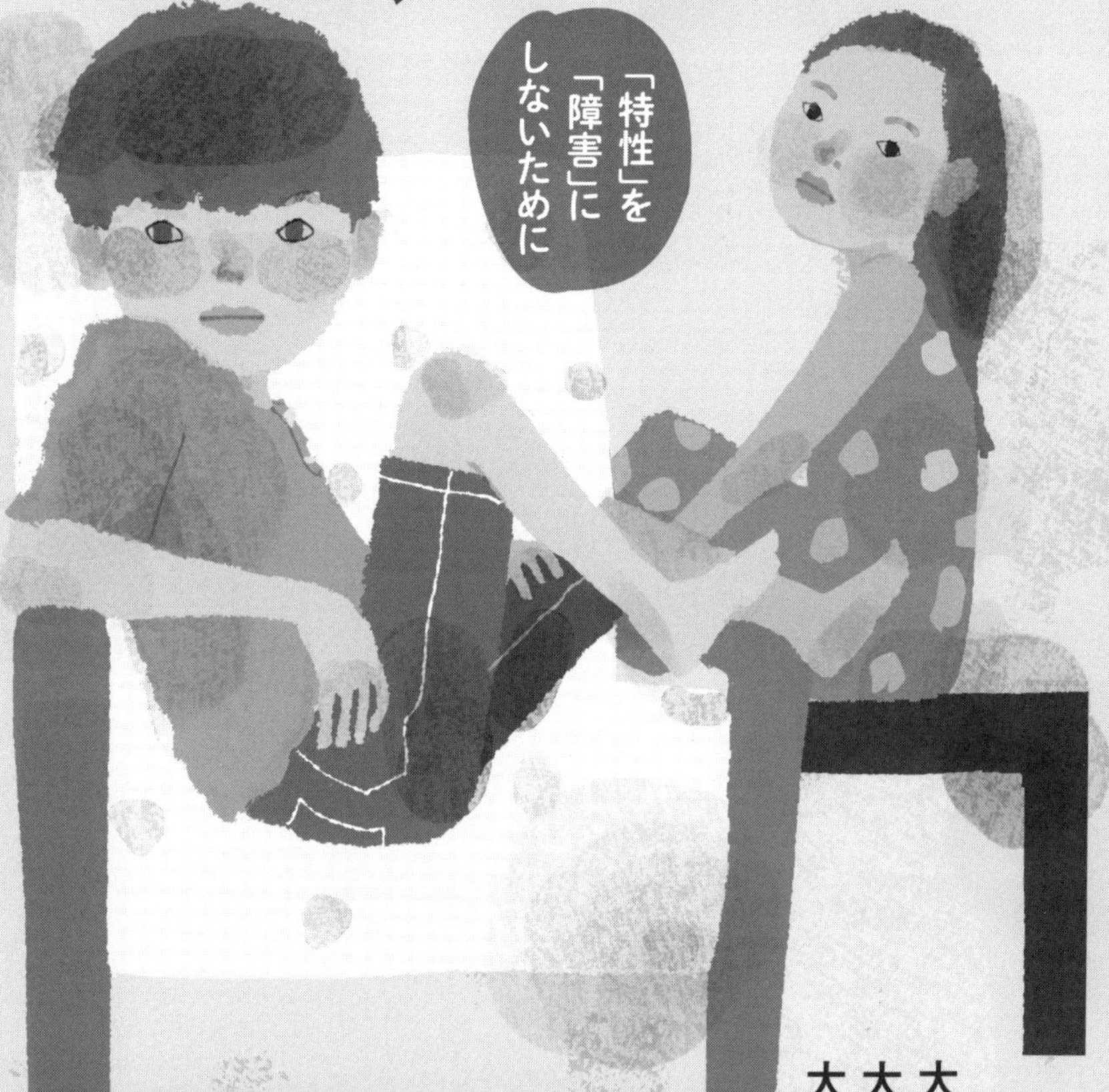

大高一則
大嶋正浩
大瀧和男
［編］

中島洋子
中庭洋一
橋本大彦
田中康雄
牛島洋景
杉村共英
伊室伸哉
神尾陽子
原田剛志
鬼頭有代
奥野正景

日本評論社

はじめに

大髙一則

まず「発達障害」の話をしよう！

皆さん、この本をどのような思いで手にとられましたか？　発達障害といわれたお子さんがいる。うちの子は発達障害特性をもっているのではないか？　自分は発達障害なのではないか？　この頃、発達障害ということをよく聞くが、どんなものなのだろう？

この本の編者である私、大嶋先生、大瀧先生はもとより、著者の先生方との間で「僕らは皆、発達障害だよね！」という話がよく出てきます。それから各人の、人に言えないような失敗談などの自慢話が始まります。確かに皆、変わり者ですが、彼らがここでいう「発達障害」とはおそらく「特性」のことだと思います。だから、そんな発達特性をもっていても、どうにか医師になって開業しているのだと思います。それでは、著者たちは発達特性をもっていても、不適応を呈する「発達障害」にならなかったり、「発達障害」といわれながらも、どのように生き残って現在に至るのか？

彼らの話をより深く伺うと、皆、周囲を取り巻く親族を含めた家族、地域、学校が、彼らの

「特性」を「発達障害」にしないために有効に働いていたことがわかります。親族を含む家族、家族を取り巻く近所のおばさんやおじさん、いじめを受け皆の中で孤立した学校生活であってもそれを見守ってくれた教師との出会い、自分を理解し支えてくれるよき伴侶との出会いなど……。親以外の人とのつながりが、生きにくい世の中にどうにか「折り合い」をつけ、彼らが「特性」レベルで生き残ることを支えてきたのだと思います。

振り返って現代、特にコロナ禍後の社会は、人と人をつなぐ方向ではなく、つながりを切る方向に向かっています。隣人が何者かわからない密室での子育て、増え続ける虐待のニュースに自分も「虐待」をしてしまったのではないかと悩む親たち、保育園に預けても子どもの様子を常にビデオで監視する親たち、保育士や教師は、子どものことではなく、親との対応で疲れ果てています。落ち着きなく教室を動き回る子どもたちに困惑する教師、学校に行かないで自室に閉じこもるわが子に困り果てる親や教師、ゲームに夢中になり昼夜逆転する子どもたち……。この本はそれぞれにしっかりとした回答を示した本ではありません。また「昭和はよかった」などの回顧本でもありません。今を生きる子どもや親たちとともに、現代日本の地域に生きる児童精神科医として今何ができるのかを語った本です。

本当に困った子どもはクリニックに来ない

クリニックを開業してしばらくしたある日、私の学区の主任児童委員に付き添われて不登校を主訴に小四の女児が当院を受診しました。彼女は不登校の子どものわりには人なつこく、いろいろ家庭状況を話してくれました。彼女の母親は精神疾患でずっと地元の病院に入院しています。父親は朝早くから夜遅くまで働いているので、彼女は一人でうちにいることが多かったようです。朝食は夜父親が買ってきた菓子パンなどを食べる。夜は父親がお金を置いていけばコンビニで弁当を買って食べているという生活でした。給食が彼女の生命源になっていました。その後、地域で支援会議が開かれ、彼女は児童養護施設に保護されました。しかし、私が愕然としたのは、そうした子が私の生活する地域のすぐそばに居たということでした。私のクリニックのすぐ隣に本当に困っている子どもがいたのです！　クリニックに来られるような子どもは恵まれている。本当に困っている子どもはクリニックに受診できない。その後私は、地域の学校や児童相談所、施設などに頻繁に訪問するようになります。

保育園や学校、児童相談所などと同じように、児童精神科クリニックは地域の中の一つの拠点です。今回参加してくれた先生方は、それぞれの地域の実情に合わせて「顔の見える緩やかなネットワーク」を作られたり、作ろうとされている方々です。難しく言えば、この本は大学や病院を中心とした「児童精神医学」ではなく、親子のそだちを支えるための地域を作るという「地域児童精神医学」という新たな分野を拓く宣言の書になったのではないかと自負しています。

いい子ばかりじゃ生きられない

しかし、私たちは現在、そうした地域に顔の見える緩やかなネットワークを作ること以上に心配していることがあります。子どもたちがとてもいい子になってしまったのです。昔は家庭内暴力や校内暴力、非行など、外向型の問題行動が多くありました。しかし最近は、自ら集団を作ることすらできないのです。彼らは周囲の人を傷つけず、自分も傷つかないように、過剰に自分の感情をコントロールし、閉じこもります。大人が作った社会システムという自分の思い通りにならない現実と、自分のしたいことの間に中間体がありません。昔は地域や学校などが子どもや若者たちのやんちゃを受け止め、彼らが社会に出るまでのバッファーとして働いていたのではないかと考えています。前述したように、著者たちはおそらく皆、何らかの問題児だったのではないでしょうか。その時代は、周りの子どももまた皆、やんちゃでした。ありあまる身体のエネルギーをうまくコントロールできず、腹を立てたり、問題行動を起こしたりしていました。それを地域や学校がうまく支えてくれていたのだと思います。

「ながら」読書のススメ――本書の取り扱い説明書

現代はサザエさんやドラえもんの家族のように、専業主婦が家事や子育てをしている時代ではありません。子どもを育てるためには莫大な教育費がかかります。両親共働きしていても家計は火の車。リビングや書斎でゆっくり本を読む時間もない。この本の座談会はすべて

YouTubeにもアップしてあります（奥付の二次元コードかＵＲＬからアクセスしてください）。家事や子育て、通勤の間の「ながら」読書・「すきま」読書もできるように工夫しました。また、本書は各章の座談会内容を割愛してあるために、より詳しい意図が知りたい方はYouTubeを見てください。逆に「ながら」読書で気になった章だけじっくり読んでいただく方法もあると思います。

超多忙な先生方にＺｏｏｍなどを使って座談会を行ってもらい、編者たちは文化祭のノリでそれをどうにか本の形にまとめました。改めて本書を読み返してみると、それぞれの先生方の、今を生きる子どもたちや親たちへの優しいまなざしや熱い思いが詰まった珠玉の一冊になったように思います。今を、そしてこれからを生きるすべての子どもたちが、のびのびと生きられる世界になるための一助になれば幸いです。

なお、本書の制作にあたって、各先生方の自由気ままな発言を、一人ひとりの真意をうまく受け止め、座談会という文章の形にまとめていただき、このような素敵な本にしてくださった日本評論社の植松由記様に編者一同心より深謝いたします。

目次

3 親であることの難しさ

1　おぼれる発達障害の子どもたち

大嶋正浩×中島洋子×中庭洋一×橋本大彦

大嶋　今回は「おぼれる発達障害の子どもたち」をテーマに、発達障害を長く臨床で診ておられる先生方に集まっていただいて座談会を行いたいと思います。私は浜松で児童精神科のクリニックをやっている大嶋正浩といいます。よろしくお願いいたします。では、先生方、自己紹介をお願いいたします。

中庭　福岡で精神科のクリニックをやっています中庭といいます。学生時代から自閉症のキャンプに参加して、それがきっかけで、ずっと自閉症の子どもたちを中心に診ております。出身が対馬で、対馬にも診療所を作って月二回ほど行っております。今日は先生方よろしくお願いいたします。

橋本　渋谷で診療所をしております橋本クリニックの橋本と申します。子どもから一応現役世代の大人まで診ております。エッセイを読んでいただくとわかるかと思いますが、どうも自分自身を振り返ってみると、かなり変わった精神科のキャリアだな——キャリアというか自分自身を作ってきた過程が少し変わっているな——というふうに思っております。よろしくお願いいたします。

中島　岡山で精神科のクリニックを開業しております中島といいます。たぶん私がこの中で一番年配だと思うんですけれど、大学を卒業してから五〇年ぐらい、途中で子育ての時はしばらく仕事を離れておりましたが、あとは細々ながら子ども臨床をやってきました。その中でも長かったのが社会福祉法人で二四年間、さまざまなタイプの障害のお子さんとお付き合いをさせてもらって、世の中にはいろんな障害をもった子どもたちがいるんだなと体験しました。そしてその後、新しく、どちらかというと少し機能レベルの高い子どもたち用のクリニックを開業して一八年になります。また、高機能のお子さんは高機能のお子さんなりに、頭がよければよいなりに、いろんな苦しい問題もあるんだなと体験し、今の子どもたちは大変だなと思いながら、どうしたらいいのかよくわかりませんけれど、そういうことで子どもたちとお付き合いをさせていただいております。

大嶋　本当に長く深く診ておられる先生たちばかりですが、まずは最初に私から導入として文章を書かせてもらいましたので、読ませていただきます。

発達障害傾向の子どもたちが、この社会の中でとても苦労している。すがるものもなく、おぼれているような気さえする。頭を水の中に押さえ込まれたり、水中から足を引っ張られているようなイメージである。以下に概観する。

教育やしつけが低年齢化し、保育園・幼稚園での早期教育（当然一斉指示も多い）が行われている。そのため、安心感がない中で、つながるというか、仲間であるというイメージが育ちにくい。ホモサピエンスの基本であるコミュニティの基本が崩れ、陰湿ないじめや一方的な暴力が増えている。

昔は、地域の子どもとしての所属感があった。皆に見守られた。地域に安心感の基盤があった。今は家族やごく身近な人のみという狭い範囲での愛着が育まれ、その中で適応できないと途端に病理的な成長になる。身近な人々以外は緊張する他人というくくりになりやすい。コミュニケーションが苦手な発達のバランスの悪い子たちは、親との愛着形成に失敗し、地域の人には過適応で人の区別なくベタベタし、本当の愛着は育たない。

かつては、できないことへの許容範囲が広く、ルールがわからなかったり、場の雰囲気が読めない子どもたちに対して、子ども集団では「お豆腐」（浜松地区の呼び名）という立場で許され、守られていた。今では、隅で一人遊びをしていたり、指示の通らない子として浮いている。また、小学校では、子どもの中にも多様な価値観があり、勉強のみではなく、さまざまなお互いの特徴を持ち、器用さ、運動面などがあった。

以前は、物と対話しながら仕事をする、職人という尊敬される立場があった。かなり不器用な人でも、じっくり時間をかけ成長する徒弟制度があった。今はその会社に合った狭い価値観やコミュニケーションが強制されやすい。転職や病欠で逃れるしかなくなる。

以下のような子は、現代では一般のコミュニティに参加することが難しい。

・情報量が多いと、わからなくなる。家庭や少人数の人とは慣れて大丈夫だが、数が増えると（クラスや大勢の人）苦手である。

・一対一対応の思考になりやすい。ファジーな理解ができず、仲間づくりが下手。

・言葉の持つ多様なイメージを理解しがたい。比喩が通じにくい。冗談が通じにくい。

・相手の感情、相手の意図がわからない。つながりや実感がなかなか理解しがたい。母子関係の深まりや、愛着の成立、基本的安心感の獲得などがうまくいかない。

発達のバランスが悪い子は、ゆっくり成長する部分がある。それをどれだけ、仲間関係が崩れないまま、トラウマ的記憶が膨らまずに成長できるかが勝負であろう。周囲の情報をまとめられずに、何が起きているか理解できず、場違いな反応をしたり混乱する彼らを支える仕組みが社会に必要である。

大嶋　このような文章を作らせてもらいましたので、これに関係してでも、それ以外でも、先生たちが思っておられることをフリーディスカッションでお願いできたらと思います。

早期教育より大切なこと

中庭　低年齢化し保育園・幼稚園での早期教育に力を入れる人がいる、というところですが、私が見ている症例で、経済的に豊かな家庭の子どもで、どうにか無理をしてでも大学まで出すというケースがありました。二六歳で初めて年金診断書を書いたのですが――普通二〇歳からの申請です――やっとそこで、やっぱり年金をもらわないと無理だと親御さんが気づかれたようです。その人の知能指数（IQ）はB1、つまり三五〜五〇で、でもその人が短大まで出たというんです。名前は書けるけど、計算はどこまでできるか、という感じです。お母さんがずっと付き添って、何とか短大まで半分無理矢理卒業させて、障害者就労となりました。親が高齢になってきて、やはり先のことを考えると年金を、と言って来られたんですね。そうやって無理をして――その人は素直に育ったんですけど――中には、昔戸塚ヨットスクールが事件になりましたが、スパルタ教育や合宿でよくしますといったところに行かれた人たちがその後、悲惨な二次障害を起こしているケースがあります。親心としてわかるんですけど、どこまでそういった教育を提供するべきなのか、考えさせられます。統合教育とは違って、無理をさせすぎると二次障害が起こりやすいということを経験したので、今思い出しました。

大嶋　気持ちが育っていく二、三歳の頃、自閉スペクトラムがあったとしても、状況を整えてあげれば、皆、愛着を築けますよね。先生が今お話しくださったケースでは、そういう機会を奪っていることになりますよね。

中庭 「IQを上げます」みたいな塾が何をしているかというと、WISCの勉強をさせて、答えを教えているんです。それは点数上がりますよね。

大嶋 この子に何が必要かということをあまりにわかっていない。でも、それをやると一見プラスになりそうと親が錯覚するようなものを提供する変なところがたくさんあります。どうしようかと迷っている親御さんが飛びつきたくなるのはよくわかりますけど、やはり発達のバランスの悪い子どもは人とつながることに関しては非常に不器用で、その子たちの一番底の部分を丁寧に耕してあげたい時期に、勉強やしつけやスキルアップをやってしまうと大変です。中庭先生、そういうところとはどう戦っているんですか？

中庭 いわゆるコグトレだったらいいんでしょうけど。放課後等デイサービス（放デイ）が、ただ子どもたちを集めて遊ばせるところと、勉強をさせるところと、二つに分かれました。今度僕は相談支援事業所を始めたので、親御さんに「こういうところがいいんじゃない？」と放デイを紹介することもあります。

中島 幼児で言葉が遅いことで初診するお子さんで、確かにまだ二語文が出たり出なかったりする子どもを、英語の塾に通わせている方がいました。「なんでそこに行くの？」と聞くと、親は「早くから英語を習わせたほうが後々いいかなと思って」と言うので、「ちょっと待ってくださいよ。まずは母国語の言語の型ができてから第二外国語でしょ」と伝えるんですけど、早いうちからの早期教育、当然合っていませんよね。そんな極端なケースが、多いわけではないんですけど、何年かに一回あって、いまだにそういうことを考える親御さんがいるなと、笑い話みたいなことが起きています。小さい幼児のうちから運動や音楽教室など、お稽古事がすごく多いような気がします。少しでもできることを増やしたいという親心はわかるんですけれど、でも形の上で何かができること、先ほど中庭先生の大学卒の資格を持ったほうがいいだろうというのと一緒で、何かがよくできることがいいのではなくて、よく生きるための力をつけてあげるということは考えていない流れがあり、とても気になります。高学歴社会だから、そんなふうに思ってしまうのかもしれません。私は戦後すぐの生まれですから、何十年も前の自分の子ども時代は、山に行って遊んで、川で魚を取って、おままごとで魚を料理する、自然の中での楽しかった体験の記憶が今でも自分の中に残っていて、自然っていいな、色や風がたくさんあって、そういうものに触れるとリフレッシュできるんですけど、そういう体験がほとんどない子どもたちは可哀想だなと思います。発達障害であろうとなかろうと、人としての豊かさが奪われているなという気はします。

「おぼれる」というより「泳ぎ方を知らずに育つ」

橋本　中島先生がおっしゃられた通りと思うんですけれども、「おぼれる」というより「泳ぎ方を知らずに育つ」という印象です。泳ぎ方を学習する環境が今すごく少なくなっていて、かつ泳げないようにしていく環境ですよね。ネット環境もそうですし、小さい時からゲームや動画に触れて、そっちのほうにばっかり行くわけです。実際のリアルな人との関係が少なくて、最近の子どもたちの保育園・幼稚園での遊びがどうなっているのか私はよく知らないんですけれども、昔だったら例えば「タンス長持ち、あの子が欲しい」なんて言って、横になって並んで遊んでいたわけです。ああいう遊び方のできる子たちは今いるのかな？「かごめかごめ」とかの遊びが、今デジタルになってしまっているわけですね。そうじゃない生の遊びの中で育っていくはずのものが、今奪われちゃったんじゃないかなと思うんです。

大嶋　ただ、発達障害の子たちは「遊べ」と言われると困る子どもが大勢いるんですよね。でも、発達障害の子たちも場を整えると遊べるようになります。場を整えることで一番簡単なのは、少人数でのんびりする状況を作ってあげることです。そうすると、とてもよく遊びます。そういうのを見るにつけ、遊ぶ力はあるんだけど、現代では本人のとらえられる情報量を超えてしまうことが多いので、橋本先生がおっしゃったように発達障害の子たちが泳げる状況を作ってあげないと、なかなか難しいんだと思います。昔は、人とうまく遊べない時期は、中島先生がおっしゃったように、子どもたちが自然の中で、草の間にゴロゴロ入ったり、風を感じたり、動物との間で楽しいやりとりができたりしていましたが、今そういう機会はないし、大勢の中で決まりやルールで動かなければならない、発達障害の子たちの一番苦手なところを求められてしまいます。そんな中で遊び方や関わり方を覚える機会がないですよね。

中庭　泳ぐことについて、私は対馬という田舎の島で育ったんですが、泳ぎ方を教えてもらってないんですよ。どうされたかというと、皆、海の中に放り込まれるわけです。溺れそうになります。本当に溺れそうになったら助けてもらえるんですが、その中で自然と覚えていったんです。おそらくこれは、大脳で考える時は小脳が覚えて勝手に体が動いて、ということですよね。ですから、理屈ではなくて、先生方が言われているように、私も友達と山の中に行ったり、海でサザエを取ったりと、遊びの中で自然に覚えていったと思うんですよね。

大嶋　お父さんやお母さんがそれと似たような発想だと、大勢の中に入れちゃえば何とかなると思ってしまいそうですが、そのあたりはどうでしょう？　できるだけ大人数の園に早く入れちゃったほうがいいと、二歳半～三歳ぐらいから入れちゃったりとかしていますよね。

中庭　僕らが診断をつける際に、本当に二、三歳ぐらいで発達障害を見つけて、そうすると親御さんたちは不安になって、もうどうしたらいいかわからず、保健師さんたちに勧められたら、大勢の中に入れますよね。そして混乱してしまいます。

大嶋　やれる範囲の中に放り込まれるならば、とってもいいと思うんですけどね。大勢の中だと、この子たちは端っこに行ってバリアを張る訓練をしてしまう、自閉をスキルアップしてしまう、自分一人で楽しむことを作り出してしまいます。彼らが工夫できる、処理できる範囲で、いい環境の中に放り込んであげたいなと思います。

家庭の文化に目を向ける

中島　高機能の子どもたちは、他の子どもたちの様子を見て、こうしておけば大人に褒められるんだと、形としての適応を学びます。困っていてもSOSが出せず、ふりをする形で大きくなっていくので、人間関係の作り方や、困った時に困ったと本音を言って、助けてもらうということを体験するのがとても大切だと思うんですけれど、なかなかそういうことができなくて可哀想ですが、思春期ぐらいになって破綻するように思います。子どもたちの親の世代もそうですけれど、適切なところに相談をするという発想が弱い人がいて、親御さんも自分がしっかりしないといけない、もっと弱音を吐いて助けてもらいながら生きていったらいいのに、それができない、親も子もそういう時代に入っているような気がします。

大嶋　そうですね。言い方を変えると、親御さんも高機能だったかもしれないですよね。不器用なままでも、勉強はできて、仕事の面のパフォーマンスも上げられるから、立場は築けたけども、いざ子どもを育てるとなると、そういう情の部分のつながりという、高機能の子たちにとって苦手な部分に子育て段階でそのまま直面してしまうということですかね。

橋本　そういうそだちを考える時、私は臨床の中で、文化ということをすごく重視するんですね。家庭の文化がどうなっているのかなとか、子どもたちの帰属している学校の教室の文化みたいなものに注意しています。最も小さな単位で言えば、家庭の中です。親子の関係がいったいどうなっているんだろうと思うぐらい、子どもが大人のように、わかっているわけはないのにわかっているかのような振る舞い方をしてしまう子たちがいます。小さい時から大人の世界を全部持ち込まれてしまう。それこそスマホなど、大人にしかなかったはずのものが、子どものところに平気で入り込んでいって、大人と子どもの境目が子どもにとってわからない関係になっているのかなと思える家庭があります。これはもちろん少子化の問題もあって、普通だったらお兄ちゃん・弟とか、上下の関係の中で育ってくるはずのものが、少子化で育ちにくくなっています。一般化はできないのですが、外来の中で兄弟が下の名前でしか呼ばない、「お兄ちゃん」と呼ばないんですね。下の子が全部下の名前で呼んでいて、私もよくわからないんですけど、海外はだぶんそうなんでしょうね。個を重視すると言えばカッコいいんですけれども、関係というものがない、立場や関係を意識しない子どもたちが結構いて、そんなところも最近は変わってきたのかなと思っています。

大嶋　橋本先生の臨床の場は、渋谷という一番文化の壊れているところですよね（笑）。家庭の文化、昔だったら、その家庭の匂いがありましたが、なくなってきているんですかね。

橋本　はい、そんな印象を受けますね。

中島　建物の構造もありますよね。昔はお座敷とか、子どもはむやみに立ち入らない、大人を中心とした場所がありましたけど、今はリビングだけで子どもが中心です。何でも子どもファースト、チルドレンファーストはいいけれど、生きていくためのセルフコントロールをその時期に教えることが少なくなっている気もするんですよね。

橋本　セルフコントロールと言えば、いつでも・どこでもというのが、大人にとっては便利ですけど、子どもにとっては自分を抑制するという機会を失わせるわけですよね。これはADHDの子にとっては、実はすごく育ちにくい環境になっています。

大嶋　一方で高機能の子どもたちは抑制するのが得意ですよね。

中島　不安傾向でちゃんとやりたい子は形にとらわれて、いい子になりすぎちゃうし、一方で、TPOというか、自由に感性を磨いたり、友達としっかり遊ばないといけない場面、そういう時と場所がもうぐちゃぐちゃになっていますよね。

大嶋　ADHD傾向の子どもは、TPOの判断はあまりうまくないし、衝動的になりやすいし、抑制する力も低い。また家庭がそれを助長するところもあるし、あと表面のしっかりしたものだけをとらえてしまい、どっちも両極端です。抑制にしても、自分を出すにしても、どちらも適度にというバランスがうまくいっていないのが今の時代ですよね。節度も必要だし、自分を出してぐずったりするところも必要だし、そういうバランスが世の中全体、家庭の文化でなかなかできていないということですかね。

コミュニケーションを成立させにくい社会

橋本　そうですね。例えば、最近の子どもたちは便箋を知らないんですね。便箋、手紙を書くということは言葉できちんと何かを伝えるということで、そういうコミュニケーションをすることを考えない。思ったことをポンポンと入れればおしまい、音声で流してチャットをしたらおしまい、という感じで、考えてコミュニケーションすることがなくなっています。

大嶋　自分には幼稚園ぐらいの小さい孫がいて、子どもたちは手紙を書くのがすごく嬉しいんですよね。字を覚え始めて、おばあちゃん、おじいちゃん、どうのこうのって、手紙をよく書いて渡してくれるんですよね。子どもはやっぱりつながりをすごく求めているし、それを表す手段や、何か特別な伝え方を覚えると、とても嬉しいみたいなんですね。

橋本　そうですね。記号で終わらせてしまうということでいえば、私は車の割り込みの際、昔はミラーを見ながらちゃんと手を挙げていましたけど、今はボタン一発ですよね。ハザードランプつけて、はい、おしまい。これはコミュニケーションとしてどうなんだろうなと（笑）。

大嶋　つけるだけでもいいかもしれない（笑）。ちゃんとつながるコミュニケーションが成立しにくい世の中になっているということですかね。大人や周りの人が何を意図しているかがわかりにくくて、気持ちがうまく汲み取れず、わからないままになってしまうこともあるので、親や周りの大人たちが子どもたちにわかりやすいように気持ちを表現することが必要です。子どもと情を絡めるのが大人の側も下手になって、情緒的なものを発達させる力が弱い発達障害の子たちは、その中で置いてきぼりになっている気がします。

中庭　昔対馬の子どもたちに、CDI（Children's Depression Inventory）という、私の師匠の村田豊久先生が翻訳した子どものうつ病の調査を行いました。対馬のような自然に囲まれているところではうつ傾向の得点が低いだろうと思っていたのが、高かったんですよね。ちょうどその頃、いろんな情報がいっぱい島にも入ってきて、都会とのギャップが影響したのもあるし、田舎では「こうあるべきだ」という規範が強く、それが関係しているのかなと思っています。自閉症の子どもたちに対しても、おじいちゃん・おばあちゃんが「こうあるべきだ」と言うと面倒くさいことが多いんですけど、規則を押しつける、こうならなければいけないという中で苦しんでいる子どもたちもいるのかなと思います。自然の中でおじいちゃん・おばあちゃんとのんびりと、というのばかりではなく、妙な規則があると子どもたちも生きにくいのかなと感じました。

大嶋　たぶん自分たちで処理しきれない新しい情報がいっぱい入ってくるのは、子どもは嫌ですもんね。昔ながらの規範、つまり目に見えない規範も苦手ですね。自分が周りとつながれている、うまく所属できているという感触があると楽なんでしょうけどね。

親への感謝を再認識するには

橋本　学習ということでは、本来学習しているはずなのに使わなくなっている部分も結構ある気がします。私の外来では、例えばゲーム依存で受診して、親に対しては反発ばかり、親はうるさいだけ、みたいな感じになっている時に、親が何を考えているのかに気づかせるような、ちょっとした課題をやるんですね。最終的には愛情という言葉が意識されるような課題を出します。そうすると、子どもに忘れ去られたかのように、そういうものは出てこないんです。例えば親がご飯を作ってくれていることに対して、その気持ちみたいなものが出てこなくなっているんですね。でもそこでその話を出すと、発達障害〝傾向〟くらいの子は――自症スペクトラム症の子は厳しい時もあるかもしれませんけれども――結構「あ！」ってなるんですね。そういうのを忘れてしまっていることが問題なんだよねという話から入って、子ども自身の気づきや将来について意識してもらうようにしています。そうすると、例えばご飯の時に「いただきます」とちゃんと言うようになったり、何か出してくれたら「ありがとう」と親に言うようになります。形から入っているかもしれませんが、でもそこに気持ちが伴うようなトレーニングをしていく。家の中で、そういうことにつなげることができる。それがないと、本当にただゲームを制限する人みたいになって、親も子どもも空回りしてこじれていく一方になってしまいます。

大嶋　心理教育も的外れになってしまうとまずいけれど、今のように本質の情のつながりを再認識する手助けになりますよね。高機能の自閉スペクトラムの子たちは、やっぱりつながった感じは弱いまま成長していて、でも弱いままでも本当はそれを求めているので、橋本先生にそこを再度認識するような課題を出してもらえると、そこから膨らんで育ち直すきっかけになりますよね。

中島　生活自体が楽になっていますもんね。物は溢れているし、いずれ自分は一人でも生きていけるから何も困らないと主張しますが、実際には自己管理のスキルがほとんど育ってなくて、親に朝起こしてもらい時間に間に合うように学校に行って、スケジュールの管理も親に手伝ってもらう。当然、生きていくためにはご飯を作るとか、とても面倒くさいことを楽にできるようにならないといけないのに。でもそのへんを忘れている子どもたちが大学生になって東京に行くと、全然うまく生きていけないですよね。もう朝は起きられないし、大学の授業の単位は取れないし、ご飯もろくに食べていないし、部屋は物で溢れているし。勉強だけしていたらOKになっていますが、生きていくことを、一緒に手伝いをしながら学ぶことこそ、きっちりやらないといけないんですけど、親も忘れているし、子どもも親への感謝がないことがよくありますよね。受診にはお母さんがついてくることが多いので、「お母さん、ご飯を作るの大変ですよね。買い物に行かないといけないし、献立も考えないといけないし、すごい面倒くさいですよね。でもお母さんは、あなたのためにしてあげてるんですよね」って、あえて押しつけがましく言ったりするんですけど。

大嶋　言われてもなかなかわからないことが多いんじゃないですか？

中島　言われるとそれなりには伝わりますよ。お母さんも「だからお母さん一生懸命してるの、わかってね」と。親の苦労が伝わるちょっといいチャンスになりますよね。

橋本　いろんな段階というかグラデーションがあって、ちょっと入ったらずっと続いてくれるケースもあれば、なかなかそこにたどり着かないケースもありますよね。ただ、全然わからないということはあまりないような気がします。

大嶋　基本的にはそういう感覚は人間誰しも持っていますもんね。ただ、薄かったり、忘れ去られてたり、いろいろあります。だからうちだと、ショートステイに入れたり、家から離れて自分で動いてみる、もちろん自立させる場合もあるし、アルバイトもいいし、いろんな経験することで実感をもってもらうようにしています。高機能の自閉スペクトラムの子たちは、実感するのもちょっと下手なところがありますよね。あの子たちに実感を伴って自分のものとして取り入れてもらうのが結構難しいと思うんです。そこらへん、どうですかね？

中庭　根本的な話になるんですけど、自閉スペクトラム症の人たちは一つじゃなくて、かなり幅広いですよね、スペクトラムだし、グラデーションだし。先ほどの親にしてもらったことに気づくという話、気づかない人たちは本当にいますよね。特に知的にある程度高く、昔アスペルガーと言われた人たちの中には親を恨んでいる人がいます。親が退職金をつぎ込んで、その子にいろんなことを一生懸命してあげるんですが、それでも地雷――自分が気になる言葉――を踏んじゃうと、ワーッと暴れてしまう。この人たちは大変です。さまざまな人たちがいる中、これを一つの疾患単位とすると研究は難しいだろうし、いろんな混乱がいまだにこうしてあるのも無理のないところです。

大嶋 中庭先生がおっしゃったようにグラデーションというのが大事な発想だと思うんですけど、やっぱり親の気持ちや意図や想いを理解することは苦手ですよね。特性が薄い子で、ちょっと微妙にわからなくて、マイペースにやっていて、思春期になって少し指摘されて反省できる子もいれば、いくら親が尽くしても、どこまでも意図がわからなくて、自分の思い通りにならない、自分の思いと違うことは許せない、徹底して意図がわからない子もいます。今両極について話されたと思うんですけど、その間もいっぱいありますが、根本はその問題だと思います。だから我々一歳半、二歳から見ている立場からすると、どうしたら相手の意図や想いをこの子たちが感じるようになってもらえるか――でも「なれ」と言ってもならないので、いろんな仕組みを作って、感情的な刺激を用いたり、小さいうちはひたすら本人の意図に合わせて徹底的に付き合って、役に立つやつだと我々や親を認めてもらって、そこからつながりを感じてもらって、成長してから「あれ、ちょっと勝手すぎたかな?」と思う時期に小学校に入って、そこまで行くと少し成長したなと思えるようになります。自閉スペクトラム症があると周りの状況やルールがわからないという目で見られることもありますが、その意図や想いがわかりにくいのにはグラデーションがありますからね。かなり大きな問題だと思うんですけど、先生方いかがでしょうか？

心地よい親子関係からしつけへ

中島　今私たちのところはＰＣＩＴ（親子相互交流療法 Parent-Child Interaction Therapy）とＣＡＲＥ（Child-Adult Relationship Enhancement）の研修を受けて、クリニックがかりで親御さんたちも含めて研修に取り組んでいます。最初は子ども中心、子どもの遊びに親が合わせることを徹底して、親子の関係が心地良い、いいものだと認識させるような親スキルが獲得できたら、今度はしつけのプログラムに入ります。研修を受けて驚いたのが、子どもに質問しちゃいけない、質問は禁忌ということです。でも私たちは何気なく子どもの関心を引こうとして、「何してるの？」とか言って遊びに介入するけど、それはＰＣＩＴの親子の関係作りの初期ではＮＧワードなんです。というのは、質問をしたほうがマウントをとって子どもはそれに応える形になるから、関係作りの時にはしませんと。たくさん使うべき言葉とそれから禁句があって、その禁句は質問と批判と禁止です。一日にたった五分だけ、自宅でも「特別な時間です」と宣言をして、子どもと関係を育むために遊ぶ。その時には徹底的に子どもに追従するというか、「今、電車を走らせました」とか「お母さんにありがとうって言ってくれて、お母さんも嬉しいわ」というように子どもの行動をマークする、子どもの言葉をリフレーズする、子どものいい行動を具体的に褒めるなどを一生懸命やります。PCIT理論のもう少し裾野のCAREも、親子の関係作りにとてもいいです。臨床のスキルとしてもよくできているなと思って、CAREを複数の親御さんを対象に、三回を一セットの研修としてやってみています。おうちで五分間だけ続けてやるようにと進めていくと、親が困っている度合いの評価がぐっと下がります。子どもと親との関係がよくなっていくので、この研修を一生懸命やっているところです。

大嶋 我々は本能的にそれをやっていたんですね。もうひたすら。お母さん方に「どうしたらいいんですか?」と聞かれると「奴隷になりましょう。今は奴隷ですよ」と、そういう表現をしています。泥臭いですけどね。そんな感じでやると、本当にいい関係になりますよね。そのうちに子どもがいっぱいいろんなものを出してきて、その後ちょっとやっかいじゃないですか?

中島 そうなると今度は親御さんのスキルについて、ある一定の五分間に何回ぐらい褒められるとか、そういうスキルがマステリー水準に到達したら、今度はしつけのプログラムに入ります。お母さんの言うことを聞かないと損するよ、と。

大嶋 思い通りにしたくて親を振り回すようになってきますよね。こだわりが激しく出てきて、頭のいい子はこだわりの出方がすごく細かくて、そこで能力も見えてくるんですけど、そうなった時にどう禁止していくかを親と話し合っていきます。ＰＣＩＴじゃないんですけど、そんな感じでやっています。

中島　危険なことは黙って身体で止める。もうそれだけでしゃべらなくていいです、と。親が今そのことに本当に取り組みたくても、子どもにまだその力がない時には、戦略的に無視するというスキルを使いましょうとかね。

大嶋　まったく同じです（笑）。

橋本　そのぐらい可塑性がある関係だったらまだいいと思うんですけど、うちはもう少し年齢が上がって、かなりこじれた関係になってから受診することが多いですね。そうすると「奴隷になりましょう」ではとてももたない。だから、例えば「○○しなさい」ももめるからやめておきましょう、あとはもう本人の成長を待つしかないところもあると言いながら、本人に対しては、高校生になった時には、先ほど大嶋先生が示唆されたことかと思うんですが、アルバイトですね。とにかくもう家から出て、外のルールというか、そういう風に当たってきなさい、ルールを学んできなさい、自分自身を抑制する力をつけなさい、そこから始めるようにしていて、これはなかなかいいですよね。

大嶋　もう年齢が上がると、外で大変な目に遭った時に味方になるというのが親に唯一できることですよね。

中島　でも、PCIT自体の対象年齢は七歳以下なんですけど、CAREには幼児のバージョンと思春期バージョンがあります。思春期になるとちょっとやそっとのおだてや褒めには乗らなくなるので、とりあえず禁句のワードとか、そういう子どもが嫌だなと思うことはやめて、見守る。何かいいことをしたら、「なかなかいいじゃん」というふうにサラッといいところを少しだけというふうに、さじ加減が変わってきますよね。アルバイトは確かに、学校に行っても何もご褒美はもらえないですが、お金がもらえるという体験は質が違いますもんね。

橋本　とにかく契約なんだと言ってます。対価をもらうためには自分自身も約束を守ることが大事です、というふうによく伝えています。

大嶋　そういう意味では、小学校の高学年ぐらいから職業体験や見学が大事だと思います。アルバイトはすぐできないですけど、アルバイトができる年齢になったらどんどんやるのがいいですよね。先生方にいろいろと話してもらいましたけど、別の地域で別の臨床をやっていても、考えていることの本質はほとんど同じですよね。今日お話していただいて、参考になりました。ありがとうございました。

エッセイ

元気で活発な子たちに囲まれて

メンタルクリニック・ダダ院長
大嶋正浩　Oshima Masahiro

メンタルクリニック・ダダは児童精神科を主軸としている多機能型の精神科診療所です。医療から福祉まで多くのメニューがあります。一歳半から就学前までの新患が約半数です。心理士が常勤で二十数人いるのが特徴です。ホームページでは、発達障害と不登校の音声入りパワーポイントを八本公開しています。なお、地域の医療・福祉・教育現場からの紹介の方を主に診ております。

児童精神科の外来の幼い来訪者たち

幼い子たちが外来を飛び回っています。とても人なつこくて、声をかけるとニコニコしている子たちが大勢います。もちろん最初は、不安いっぱいでやってきます。母親にしがみついている子、大泣きする子、視線が合わずおすましの子、自分のペースで勝手に動き回る子などです。しかし、一～三ヵ月も通っていると、好き勝手に楽しく動いたり、周囲の声掛けに嬉しそうにしたりするようになります。

一対一の担当心理士とのセッションから導入することが多いですが、そこで関係が少しついたら一対二の仲間づくりをします。驚くほど他児を受け入れます。その子のことを意識し、会うのを楽しみにするようになります。数人のグループを組めるまでになると、そのエネルギーに圧倒されるほど活発に楽しみます。見学に来る方は、これが本当に自閉スペクトラム症の子かと驚かれます。

どういった関わりがいいのでしょうか

自閉スペクトラム症の子は、周囲の状況を頭の中で整理して受け入れること、理解することが苦手だったり、周囲の情報量（特に人数が多いと）に圧倒されたり、相手の感情や意図を汲むのが極端に下手だったりします。ですから、人に慣れるのにとても苦労するのです。そこに丁寧に働きかけると、その特徴は少しずつしか改善しませんが、人と関わりたい、甘えたい、自分の思いを通したい、楽しみたいという感情はいくらでも出てきます。彼らの抑え込まれた、そういう感情を出させてあげられる場所や環境が欲しいものです。

確かに、不器用で不適切な行動は多いですし、周りにとっては振り回されてしまうような場面もいっぱい現れます。しつけをしようと思うと、大人の思う通りにはまったく行きません。彼らなりの思いや行動を、危険がない範囲で受け止めてあげると、つながったという感覚が育ってきます。それらが、親子のつながりや周囲の人との安心できる関わりに発展していきます。私はそれらを見るのがとても楽しいし、幸せな気分になります。どんどん成長していくさまを見るのは幸せなものです。

昔は発達障害なんかいなかった

いやいや、遺伝子がそう簡単に変わるものではないと思います。遺伝子に刷り込まれた発達特性があります。関われば関わるほど、そう思います。

つくづく、昔は彼らにとっては楽な世界だったのかもしれないなと思います。地域の子どもたちと、なんとなく小さい頃から群れて動き回って、わからないなりに連れ回されてしまう。また、きょうだいも多いし、一人で居るなどを許されないと刷り込まれます。自然と大勢の中に居るしかないとなります。しかし、周囲から教育されたりしつけられるのではなく、異年齢の子どもたちの中では驚くほど配慮されます。子どもの優しさにはいつも目を見張ります。できない子はできないなりに仲間に入れてくれるという風景が、私たちが子どもの頃はそこここで見られました。余裕がなく常に評価されたり追い詰められたりしているとそうはいきませんが、私たちののんびりしたグループではそれが再現されています。

また、ちょっとぐらい人が苦手でも、自然の中に埋もれて時間を過ごすということもできました。木や草や虫たちの中で、自分が世界の支配者として楽しめたものです。そうこうしているうちに、発達のバランスは少し是正され、周囲が見えるようになってきたり、関わり方がうまくなってきたりするものです。

児童精神科医のお仕事

私たちの仕事は、現代において昔のような彼らの幸せな風景や時間を少しでも再現してあげることかと思って診ています。ルールや決まりに沿って動くという苦手なことを強制されたり、周囲が望むような行動を強制されたりすることが、彼らにとって一番つらいことです。できないことを叱られたり強制されたりしていると、何のために生まれてきたのか、自分なんかいないほうがいいのかなど、つらさばかりが募ってくるでしょう。私たち大人がもう少し視野を広くもって、本人なりのちょっと変わったルートで成長する子たちをうまく受け入れてあげると、ずいぶん変わってくると思います。

また、やっかいなことに、幼い頃のつらさが、しばらくフリーズされていたり、心の奥に格納されていたりします。そうすると大人はあまり気がつきません。しかし、それらが思春期になり、猛威を振るうということは、私たちからすると一番よく出会うことです。これらも児童精神科医の出番になりますが、この時期になるとなかなか大変です。できるだけ小さい頃から幸せを経験してほしいと願っています。

エッセイ

私の臨床歴とJaSCAP-Cの発足まで

まな星クリニック院長
中島洋子 Nakashima Yoko

私の父親は内科の開業医であった。田舎の人たちの健康を支えるため往診などに忙しく働き、休日に家族と遠出しようとしていても、急患が来ると計画はたびたび変更された。いつものことなので、それが当たり前だった。そんな中でも、父は時間があると鮎釣りなど生活を楽しむ忙しい人だったが、八六歳まで現役で働いて、肝がんの検査入院中に心筋梗塞で亡くなった。私は三人姉妹で、男の子がいないのが悔しかったのか、「女でも何でもできる」と言われて育ったので、子ども心に何があっても自立するためには医者になるのが一番手っ取り早い、と考えて医学部に入った。しかし父親に反発するところもあり、どんな医者になるのかはさっぱりイメージがわかず、内科、心療内科、小児科などと迷いに迷って、結局心の問題を扱いたいのだと思って、精神科に入局した。

そんな、私が児童精神科医になったのには、特別な理由があったわけではない。子どもと接することは、どちらかというと苦手であったが、この子は何を考えていて、どんな人になるのだろうということにはなんとなく興味をもっていた。子どもの笑顔は誰をも幸せにする。後に働きだしてから、ある日、外来婦長に「先生は、泣き声がしたら、すぐにやってきますね」といわれて、そういえば私は昔から子どもが泣くということが気になって仕方がないと気づいた。私は泣きたくても泣けない子どもだったし、学生時代に『ローラ、叫んでごらん―フライパンで焼かれた少女の物語』『心を閉ざした子どもたち』など、今で言う虐待や自閉症の出版物を読んだことが記憶に残っていたからかもしれない。

卒業した一九七一年のその当時には、児童精神科を学べるところは限られていた。たまたまニューヨークのベンダー先生のもとに五年間留学していた、故古元順子先生が岡山大学神経精神科に帰局され、児童外来を始められたところだったので、その下で学び始めた。

外来には、今で言う自閉症の子ども、境界型人格障害やうつ病の青年たちが多かったように記憶している。先生の口癖は「大人の精神科臨床をみっちり三年間はやらないと、子どもの精神科臨床は理解できない」で、毎週英語文献を読んでくるように課題を出された。二～三人の若い医師が陪席していたが、私は充分に読んでいくことができず、いつも劣等生だった。

しかも、早くに結婚し、子どもも生まれたので、常勤の勤務は無理になり、それ以降は私流に細く長く研修をするしかないという状況に追い込まれた。週一回の総合病院精神科外来、週一回の精神衛生センター（現精神保健センター）でバイトをしながら、週一回の古元先生の児童精神科外来、週一回の小児神経科における脳波検査外来に陪席しながら、児童精神科臨床を学ぶことを続けていた。

当時の厚生省には数少ない児童精神科医を増やすという方針があり、本格的な養成研修を募集していた。私は、第五回の研修に参加した。研修地は大阪で、全国から集まった一〇名ほどの若手医師が、二ヵ月間にわたり、その地の高名な先生方の臨床場面を見学し、講義を聴き、施設で実習をした。研修の同期には、日本児童青年精神科・診療所連絡協議会（JaSCAP-C）の初代会長を務めていただいた故長尾圭造先生、杉山登志郎先生、岡本正子先生、故設楽雅代先生などがいて、特に後半の一ヵ月間は、金剛コロニーに宿泊研修だったので、同じ釜の飯を食い、同じ臨床研修をしながら、思うところを毎晩語り合うなどの親密な関係をもつことができた。実に貴重な体験であったと思う。

その後は連れ合いのカナダ留学に同伴し、そこでは予定外の第三子が生まれたため、海外でみっちり研修するという計画は崩れ、ブリティッシュコロンビア大学の児童精神科部門や自閉症施設の見学などしかできなかったが、その地の子育て事情は身をもって体験することができ、日本と北米の考え方の違いを肌で感じることができた。

帰国後は、社会福祉法人旭川荘に勤務することになり、三年ほどと思っていた仕事は、思いのほか面白く、結局二四年の長期になった。最も重症の心身障害児、強度行動障害、知的障害、自閉症などの臨床では、多彩な臨床像や、幼児から大人になるまでの発達経過をつぶさに観察することができた。入院・入所生活、外来臨床、通所療育、地域支援など、多様な医療的支援や障害福祉サービスの運営についても知ることができた。

外来には自閉症児が増え、なかでも知的障害のない、いわゆるアスペルガー障害や高機能自閉症の子どもたちのほうが、そのうち圧倒的多数となってきた。この子どもたちには地域の診療所が必要なのではないか、そのような診療所のモデルを作ってみようと思って、二〇〇六年、まな星クリニックを開院した。当時は、児童精神科のクリニックはまだ本当に少ない時代だった。開業したものの、圧倒的な受診ニーズにもかかわらず、対応するスタッフ数は少なく、また当時の診療報酬は低く設定されていたので、将来について存続の危機は明らかであった。開業し数年が経ったある時、研修会で知り合ったかずおメンタルクリニックの大瀧先生と、「われわれのような少数派の児童精神科診療所の連合体があったらいいのに」という話をしたところ、すぐにメンタルクリニック・ダダの大嶋先生につないでいただいた。三人で集まり、研修や運営情報の共有が大切であり、会長には長尾先生に入っていただくという話がまとまって、JaSCAP-Cが発足したという経緯がある。最近はさまざまな児童精神科クリニックがぽつぽつと誕生する時代になり、改めて仲間がつながることの大切さを実感している。

まな星クリニックを立ち上げて一八年が経過、その間に約一万人の子どもが受診した。私の実験的地域支援モデルであるこのクリニックは、当然ながら充分なことはできていない。今できることを少しずつ進めていくしかないし、若い世代にバトンを渡すところに来ているが、果たして父親と同じ年齢まで働き続けることができるのか、またその善し悪しを考える昨今である。

エッセイ

私と発達障害との接点

なかにわメンタルクリニック院長
中庭洋一 Nakaniwa Yoichi

幼児期は、多動だったのでしょう、ケガが絶えない子どもでした。だんだんと言葉を覚え、友人と話をして、通じるってこんなに楽しいものなのかと感じた記憶もあります。

小学校に入学する時に問題が起こります。自分の名前が平仮名でも読んだり書いたりできないのです。父親は、こいつは頭が悪いとガッカリしたようです。

入学して知能検査（その当時はたぶん「コース立方体」という、空間認知を調べるものだと思いますが）を受けると学年で二番でした。父親は信じられなかったようです。

小学校ではだんだんとガキ大将になりますが、運動会が嫌いでした。どうしても行進がうまくできません。なんでこんなことをさせられるのだろうと、とても不満に思いました。

中学から福岡に出て、進学校の高校を目指しました。そこでまた問題です。音楽の成績が1なのです。志望校は、内申書に1があると入学できないという噂がありました。幸い三学期のペーパーテストで取り戻し、3にはなりました。どうしても実技の歌が下手だったのです。

高校は本当に楽しかったです。ほとんど校則に縛られることなく、生徒の自主性に任せてくれました。好きな趣味を見つけ、また本当に親友と言える友人と出会い、ほとんど勉強せずに過ごしました。当然、卒業時には何とか卒業できたくらいの成績でした。母親が以前から手に職をつけなさいと言っていたこともあり、一年目の受験は歯科大学をたくさん受けましたが、どこにも合格しません。浪人することになります。

私が通っていた筑紫丘高校には、学館という高校四年生となるのに等しい予備校がありました。その学館に進級（?）すると、同じ高校生活をもう一年楽しく過ごすことになります。勉強するわけがないのは明白です。そこで、全寮制の医学部専門予備校に入学しました。勉強するしかない環境です。高校三年間遊んでいたぶん、勉強すると成績があがります。その予備校には牢名主のような多浪生がいます。ひどいやっかみやいじめを体験しました。とうとう年が越える頃には実家に帰って勉強しました。

受験は、やはりいくつも受けたのですが、合格したのは九州大学農学部と福岡大学医学部でした。私としては、九大農学部に進学し、高校の友人と遊ぶ計画でした。四五人のクラスから一八人が浪人を含めて九大に合格していたのです。皆でソフトボールの試合をしようと考えていました。九大に行きたいと母親に告げました。母親は冷静に「あんたを福岡にやったのは、遊びにやったのではない。自分の将来の人生を考えて、手に職をつけて食べていけるようにしなさい。医学部に行くのなら学費は出すが、九大なら学費は出さない」と言います。半分渋々と福岡大学医学部に進学しました。医学部は高校の同級生と違い、年齢もさまざま、ユニークな人が多かったです。新設の私立医大で、学園祭もありません。学園祭を開催するために、どうにかお金を手に入れる必要がありました。自閉症キャンプの記録ビデオを撮影したら開催資金を出すという精神科の先生がおられ、そこから自閉症との付き合いが始まります。最初はお金のためだったのですが、だんだんと自閉症の人のよくわからない魅力に惹かれていきます。当時、私の自閉症観は、人を認知できず、対人交流を持てない人というものでした。自閉症の人同士が会話していると、シャッターチャンスとばかりに撮影したのを覚えています。今では人なつこい自閉症の人がいることがわかり、薄っぺらな考えだったと反省させられます。

卒業後の進路は、当然のように精神科の先輩（恐ろしい武道家もいました）から脅すように入局するものと決めつけられていました。

精神科の教授は、学部長でかつ厳しいので有名な世界的な精神分析の大家、西園昌久先生です。相当ビビって入局しました。でも、今思うと厳しさの中に先生の愛情、男らしさがあったと思います。その西園先生も二〇二三年に亡くなられました。寂しい限りです。当初は児童だけ診る医者ではダメだということで、他の成人の疾患も勉強しました。それは今の私の財産となっています。

入局しても自閉症キャンプは続けて参加しました。キャンプには、医療だけでなく、教育、福祉の方の参加が多くあります。その付き合いは今でも続いており、これも私の財産となっています。

平成八（一九九六）年に開業しました。かつて参加していた自閉症キャンプは終了してしまっていたので、自分たちで再開し、現在でもそのキャンプは続いています。

私は、児童精神科医の仕事は、多くの職種をコーディネートすることだと考えています。そこで、名刺交換の飲み会や勉強会を開いています。その仲間が集う場としてダイニングバーを作りました。また、二〇二四年からは相談支援事業所を作り、多くの福祉施設等をつなげる試みをしています。

これからも、発達障害の人も含め、多くの人をつなげる仕事ができたらと思っています。

エッセイ
来し方と今思うこと

橋本クリニック院長
橋本大彦　Hashimoto Ohiko

精神科を選択する前は、整形外科でロボットの義手義足を作るか、放射線科に行って素粒子であれこれしてみたかった。ただ、卒業前に、どちらも自分の居場所がないような感じがして、何でもアリにみえた精神科に進んだ。傍から見たら精神科に何か間違ったイメージをもっているように見えたのかもしれない。研修医になって二ヵ月経った頃に、先輩の先生から「(学生のポリクリで回ってきた時に) 一番精神科に来そうにないなと思ったのが来た」と真顔で言われたのを覚えている。どうしてそう思われたのかを聞きそびれたが、何かしらあったのだろう。

当時東大病院の精神神経科は、東大紛争の影響がそのまま残っていて、外来と病棟に完全に分かれていた。私が入局した外来には、集団精神療法、てんかん、精神生理、小児部といった研究会があった。どこに帰属するかといえば、飯が食えなさそうな小児と精神生理は却下、精神療法はまどろっこしくて却下、てんかんは食いっぱぐれはないだろうと思って、てんかん研に入った。そこで、脳波読みのアルバイトやったりして、そこそこ脳波を読めるようになったけれど、その後、てんかん診療の主流が変わり、精神科では若手が脳波に関心を示さなくなり、先を読めなかったことには苦笑するしかない。

当時飯が食えないと思った児童精神科の診療をするようになったのは、飯を食うためのアルバイト先で同じ曜日に大学医局から外勤に出ていた清水康夫先生の思惑のおかげである。清水先生は当直のたびに私を捕まえては、あれやこれやと自閉症や発達の話をしてくれて、発達の「異常」からnormalを考えるのはこんなに面白いぞと刷り込んでいった。で、当時の小児部デイケアの毎週月曜日の当番医を私に任せて転出して行かれた。純朴な私は後になって、清水先生は自分の後釜を確保しておく必要があったのだと気づいた次第。事情はともあれ、「思考障害」とか気軽に言ってるけど「思考」って何？　という自分の疑問に答えられなかった自分が気持ち悪い私にとっては、非常にありがたい指導であった。

日本語訳されたピアジェ、ワロン、ルリア、ヴィゴツキーといった古典をあれこれ読んで、海外の児童思春期精神医学のシリーズも注文して読みあさった。そうして勝手に解釈して「思考」のおおまかなイメージができたところで、中野馨先生の『Cでつくる脳の情報システム』に出会ったのが大きかった。簡単な概念形成を実装していて、「思考」を論理的に考える対象にしてくれた。ヤスパースの『精神病理学原論』を読んでもイメージしかつかめなかった連合といった概念の曖昧さを吹き飛ばしてくれた。そこからは、パーセプトロンや自己組織化といった神経回路網のほうに興味が向いて、当時は紹介者なしで入れた神経回路研究会（現神経回路学会）で情報を得たりしていた。第何次かのAIブームでたくさん出てきた本をあれこれ読み込んだりして、どんどん頭でっかちな精神科医ができあがっていった。療育の場面で子どもたちと踊ったりしながら、この子たちの脳にどう見えているのかなとか考えていた。

そうして、情緒的なところが疎かになる。誰の言葉だったか忘れたが、mindless psychiatryであったと思う。そうこうするうちに、大学での医局長のあと、講師をやって半年で文科省に出向。出向したら名古屋大学へという打診があって、名古屋大学の児童精神医学の助教授で赴任した。名大の児童部は東大とは打って変わって情緒的な側面を重視していたと思う。助教授で赴任しながら情けない話だが、私に欠けていたピースを埋めてくれたと思う。卒業して二〇年くらいして、やっとまともな臨床家の入口に立った。その後、医系の大学の教授で転出したら波乱の紆余曲折があって、渋谷で予定外の開業をすることになった。開業時は住宅ローンの繰り上げ返済をしたばかりですっからかんで、縁あって銀行から全部借り入れて開業準備をしていたところに、東日本大震災。患者さんはなかなか増えなかったが、それまでもいろいろあったので、まあ何とかなるかと思ってやっていたら、何とかなっている。

開業したら、大学とはかなり違った患者さんが集まってきた。その頃はリーマンショックで不景気で、コミュニケーションが苦手で仕事に就けないと訴える（私からみての）若者が、たくさん受診してきた。そういう患者さんたちの知能検査の結果には、自閉的な認知につながるが自閉症とは違う共通する特徴が現れて、なるほどと納得したりもした。ただ、最近は、そういう患者さんの頻度が減っている印象で、小児期の「ゆとり教育」が、ある能力の発達を阻害した結果ではなかったかと思っている。
　精神発達に影響を与える小児期の環境という視点でみれば、「いつでもどこでも」便利なネット環境は、ADHDの子たちの耐える力を損ない、ストレス耐性を下げるだろう。SNSの虚実のわからない魅せる情報に触れ、自己評価を下げられる子どももいるだろう。自分の存在より先に親がいることが当然なのに、「親ガチャ」といった言葉で、反抗期の自己中心性から抜けにくくなる子も出てくるだろう。スマホやゲーム機を使ったヴォイスチャットのやりとりは、伝える手段としての手紙の経験の乏しい子たちを増やしているだろう。ただ、これらは社会的な「正常」が偏位するだけであれば、「近頃の若者は……」というのと何も変わらないかもしれない。

　深刻に思えるのは、昨今の性能が上がったAIが作る現実もどきの情報の氾濫である。発達期の人間がこういうものに触れて、どういう成長を遂げるのだろう。AI自身には幼児期もなければ大人もない。ただ決められたルールで知識を増やして結果を提示してくる。小児期には成人の判断とは矛盾する「正しい」判断があって、成長の過程で「同化と調節」や「止揚」といった構造的な成長プロセスを通じて子どもは大人に近づくのだが、そういうことを抜きに表面的に結果だけを教えられると子どもの成長は歪になるのではないかと思ったりする。「近頃の」では済まない話かもしれない。あるいは、「ヒト」という種にとって、それが「正常」といった時代が来るのかもしれない。壮大な社会実験である。まだまだ枯れていられない。

2 不登校は大事件か——学校に行けない子どもたち

大高一則×田中康雄×牛島洋景

大高　司会を務めます大高クリニックの大高です。名古屋で開業しています。児童精神科クリニックを始めて三〇年ぐらい経ちました。それでは、今日参加しているお二人の先生に自己紹介をお願いします。

田中　札幌のこころとそだちのクリニックむすびめの田中と言います。クニリック自体はもう一〇年少しというところです。今日は不登校をテーマに皆さんとお話ができたらいいなと思っています。収録が札幌と地元で駆けつけました。よろしくお願いいたします。

牛島　千葉県市川市でうしじまこころの診療所をやっております牛島と申します。開業したのはコロナ禍の二〇二〇年四月、最初はどうなるか、内装工事が全然進まない、材料が届かない、そんな何ともいえない感じでしたけど、クリニックに来られるお子さんもそういった不安を抱えた方が多くて、何とか経過したというところです。よろしくお願いいたします。

大髙　それでは、今日は不登校の話をするんですけれども、まず話題提供ということで症例を読み上げたいと思います。

症例　なおみ　高校二年生（初診時一七歳の女性）

なおみは、両親となおみの三人家族。会計事務所を経営していた父方祖父は変わった性格であったという。なおみの父親も仕事はできるが、こだわりが強くマイペース。若い頃に父親を亡くし苦労してきた祖母に気を遣って育った母親は、教育熱心でやや過干渉である。

出産時、へその緒が巻きついていたが、言葉の遅れはなく、歩き始めも普通。夜泣きもなく手はかからなかった。母乳を嫌がりすぐにミルクに変えた。偏食はないが、見たことがないものは拒否していた。三歳で保育園に入園。クラスには発達障害の子どもが多く、なおみはトラブルに巻き込まれることが多かった。小学校に入学する。母親は「天真爛漫で明るく友達もいてコミュニケーションも取れていた」と言うが、なおみに聞くと「小中学校時代はまったく楽しくなかった」と言う。

小四の時、親友と思っていた幼馴染の女子が別の子と仲良くなってしまい孤立する。その後は教室で本を読んで過ごしていた。その頃、母親に「奇数の友達関係が苦手」と話していたという。授業中本筋でない質問をするためか、担任から一対一で質問され答えないと教室から出されることがあった。小四の三学期から小五も不登校。小五の担任が小六も担任で、友達とトラブルがあっても、他の子の言い分ばかり聞き、なおみの主張をまったく聞かず学校不信になった。中学入学後、他の生徒のミスを注意すると、「黙れブス」と言われる。中二の後半からは、特定の仲良しと表面的なつきあいしかしていない。

中学の知り合いのいない高校を選んで進学し、部活に入るが、先輩の卒業後いざこざで辞める。高一の一〇月から登校しておらず、このままいけば進級が危なくなるといわれ、当院を初診した。本人曰く、どこにいても対人関係トラブルになる。片づけもできない。マルチタスクもできない。きっと自分に原因があるという。学校にも家にも居場所がない。母親との関係も最悪で、小さい時からしつけが厳しく、自分の行動や考え方が悪いといわれる。先日母親とケンカして首をくくったが、うまくいかなかったという。

大高　この症例は話のきっかけにしたいなと思って作成しました。田中先生どうでしょうか？

「困っていない」と話す不登校の子どもたち

田中　いつもこういう症例検討をすると、一回の診察で得られている情報でない情報が蓄積されていますよね。僕らは現場だと、ここまでの話を聞いて、想像して、また足りない部分を補って、ということをやるじゃないですか。どの段階でどういうふうに情報が入ってきたのかが結構大事ですよね。初診の段階で一七歳の女の子が、まず何を医者に訴えるのか、自分の生い立ちから話すのか、今のお友達関係がつらい、学校が嫌いだ、あるいは小中学校時代からの不遇な学校生活に対する痛みから今に至ったというストーリーにしたいのか、お母さんとの問題なのか……

大髙　不登校だけじゃなくて、過去からのいろんなそだちが関係していると思ったから、そういうふうに書いたけど、実際は学校に行けない、友達とうまくいかない、という理由くらいですよね。あともう一つ、一番多いのは困ってないっていう……

田中　そうそう！　特に子どもは連れてこられて、自分は一〇月から行けなくなっているけれど、もう高校はやめて通信制にしようと思っていて腹が決まっているとか、このまま辞めるとは思っていない、ということもあります。あるいは、最初に会った僕のようなじいさんに対してそんなことは言わないとか。ただ、これを初回の段階でずらずらっと歴史的にしゃべれるとすると、時系列のストーリーがしっかり組み立てられる子だなと思うんですよ。

大髙　ある程度組み合わせた症例だけど、時系列をしっかり話せる子を選んだんです。逆に言うと、そうしないと「不登校の子がいました。学校に行きたくないです」だけだと話が始まらないと思ったので。

一〇歳の壁

田中　最近よく出会うパターンのお子さんだと思っていて、初期の段階ではそだちの部分で手がかかったり、大変そうだけども、一人娘で、熱心なお母さんが大事に育てていく中で、お子さん自身もそれに応えるかのように大きな問題もなく、実際いろいろなものを抱えているんだけれども、あまり表出せず、過不足なく育っているように見えて、小学校の三、四年ぐらい、一〇歳ぐらいの、衝突というか、子どもたちとの間で孤立してしまうとか、うまく行かなくなったとか、裏切られたとか、出てきますよね。

大髙　昔から僕は「一〇歳の壁」と言っていますが、仲間関係が二人関係から三人関係になっていく時期ですよね。この子は面白いなと思ったのは「奇数の友達関係が苦手」だと。これだけでも診断ついいちゃったぐらい。本当に感じたものをそのままストレートに言いますよね。この子はすごいなと思って。

田中　同時に、自分は奇数が苦手というのがスケールとしてわかっている、偶数だったら対応できるとか、だから危機的な状況と何とか過ごせる状況をちゃんとこの子はわきまえてサバイバルできている、すごいですよね。

大髙　ところが、死のうとしたとも言っているから、やっぱりギリギリのところなんですよね。

牛島先生いかがですか？

牛島　田中先生が、想像して不足するところを補うと言われたのが印象的で、この子は不登校にならないとそういうことをしてもらえなかったわけです。首をくるとおっしゃっていますし、かなり深刻な心理的な危機だと思います。よくここまで生きてきたなと。不登校という状況にならない限り、支援が得られない。やっぱり「天真爛漫で明るく友達もいてコミュニケーションも取れていた」というお母さんと、本人の「まったく楽しくなかった」という感覚のズレで、この子はどういう風景を見ながら高校生まで過ごしていたんだろうと思いますよね。この子の見た風景と周りの方が見ていた風景で一致するところがあったんだろうか――それが、先ほど田中先生がおっしゃった想像して不足することを補うというところですよね。最初にここまで話す子はあまりいないですよね。「別に」「困っていない」「普通です」「来週から行く」とか（笑）。

大高　だいたい学校に行けない子は言葉にしないですよね。

牛島　ストレートに「助けてほしい」と言えないのは、助けてもらえる経験、つまり困った時に誰かにひっつこうと（頼ろうと）する経験があまりなかったんでしょうね。あと、お母さんはなんでこんなに一生懸命なのか、お母さんにも相談する人がいたのか、そういったお母さんの見てきたストーリーが気になりますね。

大高　お父さんの陰が薄くて、お母さんと子どもの関係が強くて、お母さんの期待通りに生きようとして、難しくなる。教育熱心なお母さんへの一番の反発で学校に行かないことを選んだみたいな。

牛島　でも、それまでは中学で嫌なことがありながら、知らない人のところに行き、自分は頑張れるんだと信じて一生懸命勉強していたんだろうなと、そういったストーリーを補っていくと、何か見えるかなと思います。

不登校は変わったのか

大髙　不登校が最近変わってきた、増えてきていると言われています（図1）。確かにコロナで不登校が増えた部分もあるんですけど、それだけではないと思います。でも、これはあくまで文科省や学校側の把握です。学校は三〇日以上休んでいることを不登校とカウントしますが、どうにか学校に行っているものの学校に行きづらい子どもたちは確実に増えてきている印象があります。牛島先生いかがですか？

牛島　たまたまこの二〇二〇年はちょうどコロナ禍で、どんどん不登校が増えていますが、うちは学校の先生との個別の会議を頑張ってやっていて、先生が潰れていく過程を見ていたんですよね。いろいろ調べると、先生の精神疾患による休職のグラフと、この二〇二〇年以降の不登校増加のグラフがほぼ一緒なんですよ。先生の休職はすごく増えています。コロナ禍、教育

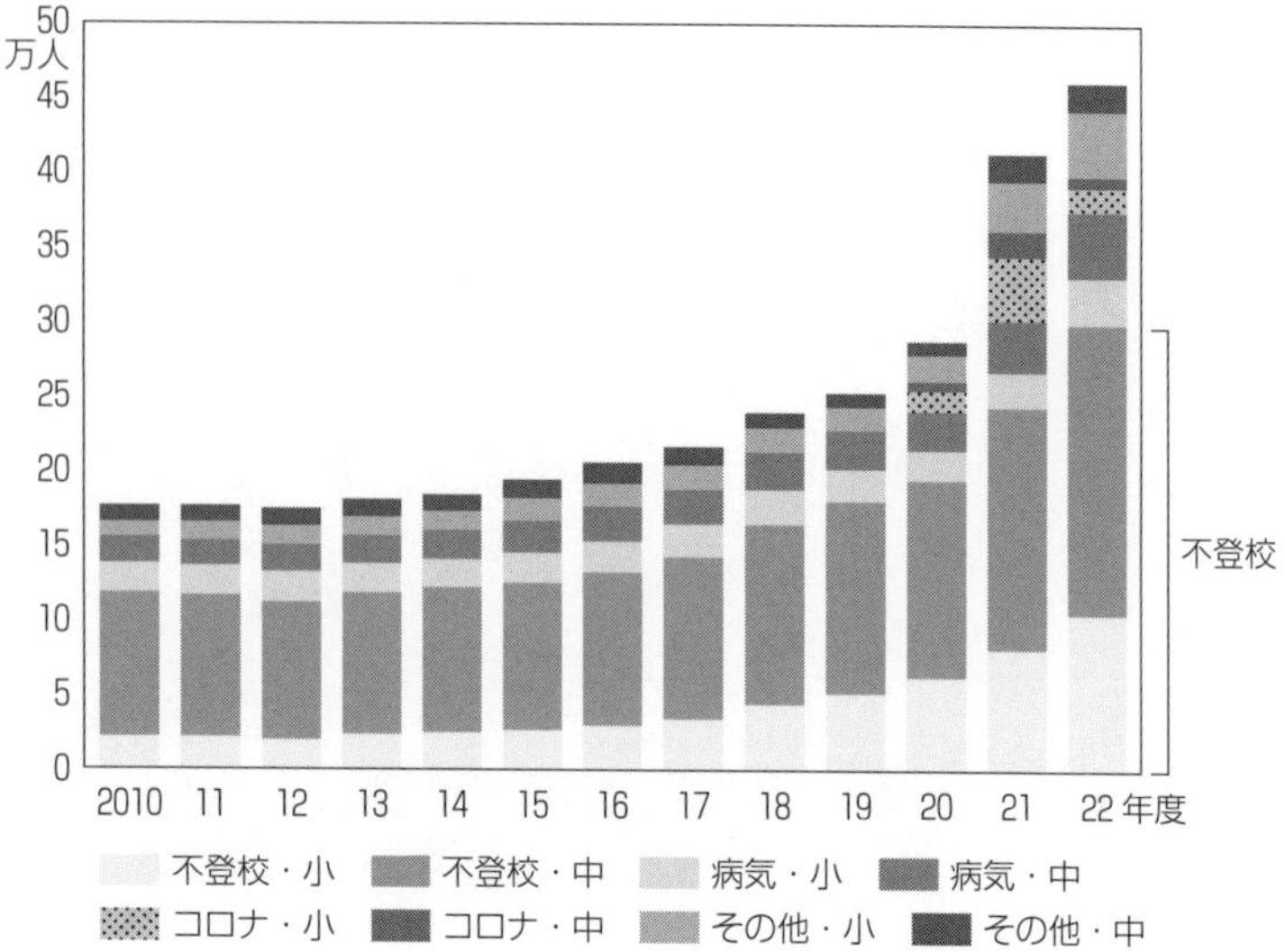

文部科学省が公表した「問題行動・不登校調査」で、全国の小中学校で2022年度に学校を30日以上欠席した不登校の児童生徒は前年度から5万4108人（22.1%）増の29万9048人となり、過去最多を記録した。不登校の増加は10年連続で、10年前と比較すると小学生は3.6倍、中学生は2.1倍増。

図1　小中学校における長期欠席の状況（文部科学省）

センターや児童相談所の相談件数は逆に伸びています。社会が閉塞的で、孤立を深めていく様子がわかります。そんな状況で本来もっている脆弱性が刺激されるのかもしれません。やはり先生方は今、相談を受けても、なんと答えていいかわからないとおっしゃいます。おそらくお子さんのストーリーは先生に非があるというもので、それが社会の批判的な評価を受けて、また相談しづらくなっていくという流れです。唯一の正解を求められるところが強くて、想像していろんなストーリーを皆で補い合うというのが減っているんじゃないかと思います。教育の中だけでなく、広く社会全般でそうだと思います。

大高　コロナ禍で四、五月が休校でしたが、その時にもう子どもたちは皆、朝から晩までゲームをやっていました。これでは六月には不登校が三割くらいになるぞ、そうしたらもう不登校は今みたいに児童精神科医が診るような病気じゃなくなって、生き方の一つとして考えられるようになるぞ！　と僕は予想していました。そうしたら、意外と皆、六月になると学校に行ったんですよ。なんで？　って子どもに聞いたら、仲間がいると。子どもたちが学校に行くのは「仲間」がいるからなんだと思ったんです。ところが九、一〇月になって、一二ヵ月分のカリキュラムを一〇ヵ月で進めなきゃいけない事態が起こる。宿題は多いし、黙食だし、おしゃべり禁止と言われる。学校でひたすら勉強をしなければいけなくなったら、不登校が増えてきました。そうした意味では、学校に子どもたちが期待しているものと大人や親が期待しているものとがずいぶん違っています。今回の症例の子もそうで、大人の側の希望と子どもたちの希望がずいぶんズレていると思います。牛島先生も言われたけど、コロナ後、不登校だけでなく、人と人とのつながりの薄さから出てくる問題が増えているように思います。

田中　不登校については、僕は考え方が古いんですが、印象的なのは滝川一廣先生が昔不登校について書いていた本（『学校へ行く意味・休む意味』）の中で、子どもたちはなぜあんなに真面目に学校に行くのだろうか、というテーゼです。やっぱり学校に行かせる力が社会にあったと。

かつては子どもたちが農業のお手伝いをするほうが大事な時に不登校率が高く、皆、学校に行くものと平等に規定されてから、先生も学校で引き受け、親も子どもは学校に行くものだということで、学校に行かせる推進力が社会にありました。家族も学校に行かないという選択肢がない状況でスタートした学校ですが、子どもたちが学校に行けなくなったあたり――皆が行くんだとなった瞬間にギブアップした子どもたちがちらほら出てきた時――に、我々の現場の中で「学校恐怖症」「登校拒否」という名前が出てきました。反発するかのように、途中から、拒否でもなければ恐怖でもなく、一つの現象として「不登校」と呼ぼうと。そして、学校に行けない子どもたちは決して異常ではない、だから登校刺激を与えないようにしましょうと、八〇～九〇年頭ぐらいから学校に行く推進力が落ちたというのが、滝川先生のご本を読んだ僕の理解なんですね。だんだんと学校に行く推進力が落ちてきて、当然行かないことが大事件ではなくて、選択肢の一つになってきたんです。コロナ禍では、大高先生がおっしゃったように、全国一斉不登校になったじゃないですか。あれは、僕まさに、学校に行かなくていいという決定を国が下した瞬間に、学校に行く推進力がゼロになったと思ったんですよね。そこから子どもたちはやっぱり友達も欲しいし、そこで集って皆でワイワイやりたいしという健全な思いで学校にもう一回戻ったんだけど、今度行ってみるとそこはそういう場所じゃなかった。より学校に対する相対化みたいなものが落ちてきて、コロナという一つの現象に僕たちが巻き込まれて、それでも勉強は大事だよね、学校は大事だよねという議論の前に、一斉に行かないという判断を国が下したことで、もう一回学校に行く推進力が落ちちゃったような気がします。でも、先生たちはやっぱり学校に来てもらって、勉強を積み上げていかなきゃならないという責任があったと思います。このあたりから、コロナもそうでしたけど、個人の行動に対する監視力が強まったじゃないですか。マスクをしているか、していないか、自分の行動規制がとれているか、その延長に、先生が自分のお仕事をどのようにしているのか、という監視するようなムードが出てきてしまった。例えば今回の症例でも「小五の担任が小六も担任で、この子の主張をまったく聞かず学校不信になった」というストーリー、親がこれを強くもつと、学校・担任不信になって、学校を責めたい気持ちになり、だからあんな学校に行かなくてもいいんだと、推進力どころか拒否力が強くなってしまっています。

苦悩を言語化する力

大髙　学校に行かせる力……。別の学校に行けばいいんだとか、どうにか高校を卒業していい大学に入ればいいんだとか、諦めながら学校へ通うこともあります。僕たちも医者で、資格で食っているわけで、資格を取るためには学校に行かなければならない。第一次産業・第二次産業よりも第三次産業が主体の今の世の中では、資格がないとダメだから、親たちも資格を取らせるために学校へ行かせようと思う。社会で一人前になるためには、ただ何かができればいいた。しかしその考え方の背景にはお金が必要で、格差化でそれが緩んできたのかなと思います。

田中　学校の位置づけが、子どもたちのイメージの中で変わってきているんじゃないかな。それこそ七〇、八〇年代の頃の不登校の子どもたちは、自分の中で理屈をつけて、言語力で学校に対する不満を訴えて「なぜ行けないのか」と、当時の子どもたちは小さな哲学者のように学校に対する疑義を、大人に対する挑戦のように訴えて、「別に」「どうでもいい」じゃなくて、「学校ってのはね」「友達ってのは」と僕は熱心に議論した時代があったんですよね。それがいつの間にか、苦悩して学校に行けないことに対する悩みを訴えていたのが、ほわっとした「別にいい」「また行くよ」「何とかなるよ」みたいに苦悩を言語化しなくなってきているんですよ。でも、苦悩があるのは間違いなくて、孤立しているし、代わりに身体化してくるし、大変な状況なんだけど、それをあまり我々の現場で最初の段階で訴えてこないんです。例えばオーバードーズだったり、リスカだったり、今回の首をくったことも、アクティングアウトをしていく中で、自分の気持ちを察してほしいというのを、僕らがセリフとともに想像力で「あなたの気持ちは○○なんじゃないか」っていうふうに思って伝えると……。

大高　言葉をかぶせなきゃいけなくなった。

田中　そうなんです！

大高　まず今の話を聞いて思ったのは、うちでやっていたデイケアのことです。三〇年ぐらい前に、ひきこもっている青年の居場所として、デイケアを作ったんです。なぜかというと、高校生になって学校へ行かなくなると、何しろ単位が取れない。行ってもしょうがないからひきこもる。その頃はアルバイトもできなくて自宅にいるしかない。居場所がないんです。今だと通信制があるし、アルバイトもできるから、意外と開かれているけど、当時はそういう場所がない。それで居場所を作ったんです。そういう子たちは活動力があって、すぐに恋愛に発展して、「そこのコンビニでキスしてた！」と大騒ぎになって、デイケアは大混乱。そこで一つルールを作ったんです。『机の上で踊らない』というルール以外は皆で話し合って、やることもそこで決める」と。学校の時間割のようにプログラムが決まっていると、こちらがそれを回すのに精一杯で、子どもたちを見られなかったから、そうしたんです。けど、だんだんそうじゃない子どもたちが出てきたんですよね。やることがないと何もできない、言葉にできない子どもたちが増えてきて、一対一で話ができないだけではなくて、皆の中に入れない。デイケアがまとまって何かをする場所ではなくて、ヨガとかのプログラムを立てて、それをやりにくる、何があるかわからなければこない、というふうになって、暇だとゲームばかりやっているデイケアになってしまいました。そういう意味では、広い意味で発達障害的な子どもたちがすごい勢いで増えてきて、そういう子どもたちはやっぱり学校から外れてしまう。田中先生が言われた「言葉をこちらがかけてあげなきゃいけない」子が最近とても増えたような気がしています。

牛島先生いかがですか？

不登校はチャンス――察してもらうこと

牛島　苦悩を言語化しないのと並行して、察することの難しさは強く感じます。印象に残っている保護者の方がいて、その方は学校の先生で、自分はすごく学校が楽しくて、その担い手になりたいと教員になられて、お子さんが生まれた後も一生懸命働いていました。そしたら自分の子どもが「学校が楽しくない」と言い出して、「どうして？　こんなこと、あんなことも楽しいんだよ」と一生懸命伝えようとするけど、全然入らない。子どもの話を聞いて「ああ、学校って楽しくないんだ」と思った瞬間に、絶望というか、何とも言えない、自分の三十数年はなんだったんだろうと。その時に自分の子どもがどんな気持ちをもって学校で過ごしていたんだろうと考えたら、やっぱり「行け」とは言えなくなってしまって、「あなたも大変だったんだ」というようなやりとりが出てきました。これまではテコでも動かない子だったんですけど、放課後だけ学校に行って、ちょっと先生に会ってみると言い出したんですよ。「行かなくていい」と言われて、そこで完結している子は当然いないでしょうし、察してもらって苦悩を言語化して受け止められる体験をした時に、人の心の中にどんな変化が生まれたんでしょう。これは不登校に限らず、ですが。あと、ある子が運動会に参加したんですが、かけっこがありました。当然、ビリッケツですよ。先生が私にメモを書いて渡してくれて「頑張って走ったんですよ。病院でも褒めてやってください」と書いてあるんですけど、本人は当然浮かない顔をしていて、その後も学校に行っていなくて。私は褒められないなと思いながらも、ボソッと「かけっこどうだった?」と聞くと「みじめでしかない」と言うんですよね。確かに状況を聞くと、皆が頑張れ頑張れと声援を送る中で一番最後に走るけど、どうしてもかなわないわけですよね。その子はとても不器用な子で、診察でも待ち合いから診察室までの五mぐらいで三回も壁にぶつかっているくらいですから、気持ちを聞かれて「みじめでしかない」と言うその子、それを周りが褒めているってどんな状況だろうと考えて言葉を失って、何とも言えない気持ちで、診察室で私がボーッとしていると、お母さんが言ってくれたんですよね。「悔しくて悔しくて、しょうがなかったろうって思います」って。その後、かんしゃくのようなものはすごく減ったんですよ。もちろん学校にはなかなか足を向けられないですけど、やっぱりお母さんとお話するし、お父さんと一緒に散歩に行ったりもしていました。言葉にできないというのは、察してもらえる経験が減っているからなのかと思うのです。精神神経学会でたまたまスマホのゲーム依存のセッションがありましたけど、もう○歳からオムツを替える時にスマホを使っているそうです。「気持ちは悪かったねぇ、ウンチまみれで嫌だったねぇ」と声をかけるより、「はい、これ見てて、作業の邪魔しないでね」と、こういう世の中になっているんじゃないかなと、ちょっと不安ですよね。僕もだいぶスマホに頼って子育てしてしまいましたが、苦悩を言語化する前に、苦労を一緒に味わうことが必要なのかもしれません。不登校は、ある意味それをもう一度やり直すチャンスなんじゃないかと。このチャンスが、子どもたちが大人に何か問いかけたり、投げかけたりしてくれているんじゃないかと思うんです。

大髙　親が変わってくることはありますよね。

牛島　僕が親御さんを見ていても、すごいと思います。子どもは十数年何とかお手伝いすれば変われますが、親は三〇、四〇になって、先ほどのお母さんは三十数年（自分を）支えに生きてきた価値観を変えなきゃいけない、それでもそれをする親御さんはやっぱりすごいです。僕はちょっと真似できないな。そういうご自身の力やよさを親自身がうまく信じられるようにお伝えしたいなと思います。

大髙　田中先生、察することの難しさみたいなのは、どうですか？

田中　不登校に限らず、面接のやりとりで僕らが相手のどこにアンテナを立てるかが、大変だし、大切だと思っているじゃないですか。面接をしていて、それがズレるんですよね。察することができなかったり、とんちんかんなことを言ったり。そこで、相手が「なんでわからないんだろうな」という顔をした時に、こちら側がもっと違うチャンネルを開けるようにするにはどうしたらいいかなというのが、面接のある意味での楽しみでもあるし、僕の浅はかなところで「いやぁ、しくじったかあ」ということもあります。でも毎回会うたびにどこでチューニングするかが、面接の中で一番の楽しみというか、この仕事をしていく中では磨き続けなきゃならないところなんだろうなと思います。同時に子どもたちのほうからヒントをもらうとか、教えてもらえるのは嬉しいし、面白いところですよね。

不登校の低年齢化①相互の関係性――自立性の発達（〇〜三歳のそだち）

大髙 図1のとおり、小学校では不登校はもともと割合が低かったんですけど、小学校入学直後に大騒ぎして教室に入れないとか、そういう不登校の低年齢化、小学校の不登校がとても増えているように思います。先生方の実感はいかがでしょうか？

牛島 不登校という形はとらないけど、小学校に入ってすぐ不適応感が強くなる子は増えたように思います。なぜかと言われるとわからない。幼稚園・保育園の頃からちょっと気になると言われていた子も一定数いるんですけど、意外とノーマークの子も多い気がしていますね。

大髙 やんちゃなままきちゃって、明るくて友達も多い子が、学校で三〇人の子どもに対して一人の先生、座らなきゃいけないといわれた途端に反応を起こして、お母さんと一緒でなければいられない、一緒でもだんだん行かなくなる、そういう子どもたちが多くなった気がします。

牛島 暴れたりはしないですけど、不安が高い子が多い気がします。母子分離不安が長引いてしまっているような。

大髙 不登校の一型に母子分離不安型というのがありましたが、今は母子分離以前の、おそらく〇〜三歳までのそだちがしんどくなっているんじゃないかと思います。

牛島　精神神経学会のセッションで聞いて驚いたことがありました。確かに自分もデジタルグッズに頼って子育てをしてきて、楽は楽なんですよね、子どももぐずらないし。でも今は、もっと一緒にぐずっておけばよかったなと思っています。ゲーム依存のセッションでは、小中学生では九割からほぼ一〇〇%近くがゲームやネットに関わっているという話で、調査結果のグラフが示されていました。その中で〇歳でも結構な割合が経験をしていると。ある時、子どもがゴソゴソ動いていたら、カランと音が鳴って、面白そうだと思った子どもがさらに体を動かす、親もその音に反応して喜ぶ。こういった相互的な経験を通して、自分はどうも何か楽しいことができるぞ、世の中は応えてくれるぞといった感覚を得ていくというようなことが「親と子の随伴性と自己の萌芽」に関する文章に書いてあって、親子のやりとりの意味について納得したんです。でも、デジタルにはそれがない。本人が何かしたことによって何かが動き出すことはなくて、デジタルでは見せられて終わりです。相互の関係性を感じることはないのかもしれないなと。もちろん、それだけではないし、そこにやりとりが生まれる場合もあるので、デジタルのすべてがよくないとは決して思わないんですけど、デジタルグッズの利用の背景に、そういう側面もあるのかなと思っています。自分が身体を動かしたら、カランと音が鳴って楽しくて、キャッキャッ言って、それを一緒に後ろにいる大人が「楽しいね、すごいね」とやりとりする。自分の子育てでも、もっとこういうことをしておけばよかったと感じています。もしかすると、やりとりの結果生じる、自分が世の中をいい意味でコントロールできる、世の中は自分に応えてくれるという感覚をもてることが自律性の発達に寄与するかもしれません。自律性の発達が不安の表現や対処にも結びついてくることもあります。端的にそこを結びつけて考えるのはよくないですが、最近の不安の有り様は、大人との関わり、その中での自律性の発達が関係しているのかなと感じています。

不登校の低年齢化②社会性とは折り合いをつけること（三～六歳のそだち）

大髙　学校は一つの社会ですが、社会性とは何かと言った時、自分のやりたいことと自分の思い通りいかない現実との間で折り合いをつけることが社会性だと僕は思っています。そうすると、例えばコンピュータゲームをやっていて、一〇点でクリア、今八点だけどもう今日は疲れたから勘弁してくださいと言っても、それは無理ですよね。やっぱり〇か一〇〇かで、一〇〇点取れないとクリアできないという向こうの都合だけに合わせる。だから、今後出てくるだろうＡＩはわかりませんが、デジタル機器は折り合いをつけることに対しては苦手ですよね。そういうものが増えていると、特に発達凸凹のある子は、自分の思い通りいかない現実に合わせるか、まったく自分の意志通りいかせるかの、どちらかになってしまいます。昔は発達の特性があっても、周囲の環境との相互作用で少しずつ変わってきていたんだと思うんです。今も発達特性のある子どもの親御さんの中には、明らかに特性があるけど、社会性はしっかりもっている方もいる。幼少期のそだちの環境が不適切なために、社会性が十分育たず、小学校一、二年生で出てきちゃうんじゃないかなと思います。

不登校の低年齢化③デジタルは悪者か？

田中　いろいろ話を聞いていても僕はやはり古い人間だなと思うんですが、昔「テレビに子守をさせないで」という言葉があって、自閉スペクトラム症（当時は自閉症）はテレビのせいなんだ、お母さんとの関わりが原因なんだという説がありました。また今回も似た説が出てきているんだと思いますが、僕ら精神科はその社会の中で起きている、テレビが跋扈したりゲームが出てきたりすることに批判もあるんだけども、そういう社会の中でどう新しく折り合いをつけて生活していくかを考えていくしかないじゃないですか。だから、ゲームをやめちゃえばいいのか、テレビを廃止すればいいのかというと、それはたぶん難しいし、無理だと僕は思うんですよね。どうやってその中での折り合いをつけていくのか、例えば先ほどの〇歳でオムツを替える時にデジタルに頼ってしまう場合に、お母さんがその子どもさんにより快適な気持ちでオムツを替えてあげたいという想いもあるんじゃないかと想像したり、お母さんに余裕がなくて、いっぱいいっぱいになっている部分もあるんじゃないかと考えたり、僕ら児童精神科医としては、親をねぎらって支えていかなければいけないから、それに罪悪感をもたせないようなアプローチもしなきゃならないと思います。そうすると、そこでは省エネするけども、ここでは先ほど牛島先生がおっしゃってくれたように、子どもさんとの間での情緒的な交流をほんの短い時間でも作れたらいいなと思うんですよね。時々、働くお母さんや、どうしても預けっぱなしにしてしまわないと無理だというお母さんが「私のせいなんです」と外来でおっしゃると、僕は心理学のデータブックの中に「子育ては量より質です」という言葉があって、長い時間関わっているからといって関係が安定するのではなくて、短い時間でも、寝る直前に一声、二声かけて、その関係が貴重なものであれば、その子との関係性はもてるんですよという話をなるべくして、罪悪感をもたせないようにしています。今日の話の「察する」というのは敏感性ですよね。アタッチメントは、実は敏感性じゃないですか。お子さんがものを言わない時に、むずがった時に、オムツかな、お腹空いているのかなと察知できる親御さん――ウィニコットのいう「ほどほどのお母さん」――皆さん、そのように察知できる。その敏感性によって子どもは安心を得るわけですが、親御さんがその敏感性に自信がもてていないんじゃないかという不安が僕にはあります。それは学校の先生が苦しくなるのと同じで、僕たちはこれしかないんだという回答に沿って向き合うような感じがしています。学校の先生が「この子どもさんにどう関わったらいいでしょうか？」と僕らの外来にくるじゃないですか。一番見ていない僕に対して、「この子の関わりに困っているんです。先生、専門家ですから、関わり方を教えてください」と学校の先生が言われて、「先生が一番現場で生活を見ているんだから、その時にどういう声掛けをするか、どう向き合うかって、先生が一番わかっていると僕は思うんです」と伝えます。でも、精神科医はその回答をもっている、その回答がなければ、お薬という別の手段で答えをいただけませんか、と。ステレオタイプなんだけど、本来はAくんにはAくんの関わり、BくんにはBくんの対応が、それこそ、親もそうだし、どこにも答えのないものを探りながら子育てや教育をするため、敏感性に支えられているものだと僕は思っているんです。それがアタッチメント、安心をつくるものだとすると、最近のアタッチメントの問題や子どもたちの孤立感は、敏感性に守られていないんじゃないかという気がします。「察する」というところから想像して思ったんですよね。

子育てに答えなんかない

大高　僕はお母さんがお母さんとして、そういう「ほどほどのお母さん」との関係がなくて、母親としてどうすればいいかのモデルを見つけられなかったんじゃないかと思うんです。高度経済成長が終わってしばらくしてからの子どもがお母さんになっていて、それがわからないから、逆にマリアさまのようにすごくいいお母さんをやろうとして、全部できないから自信をなくしてしまうんです。例えば不登校の子どもたちも、パートしているお母さんが働いているから悪いんだろうと、自宅で子どもと一生懸命睨み合っていて、子どもも苦しいし、「私は仕事を休んでいるのに」と怒りしか出なくて、いい親をやろうと思うのに逆になってしまう。田中先生の言う情緒的な関わりの質は、言うのは簡単だけど何をやればいいの？　と、お母さんたちにはわかりにくいかもしれない。

田中　でも、僕は回答強迫症みたいなところがあって、大高先生の今回の症例でも、お母さんが教育熱心で過干渉、関わってあげたいという情緒的な気持ちが、教育を提供するというほうにシフトしています。教育は一番わかりやすいじゃないですか。関わったら、これだけ点数が取れるという。だから、勉強ができていれば、私の関わりが正しかったと回答がもらえるんだけれど、子どもはそれじゃないところを求めていますよね。でも、過干渉という情緒的なお母さんだから、この子は守られていたんだろうと思うんです。大高先生がおっしゃるように、高度経済成長が終わった後の世代の親御さんは、いわゆるプライバタイゼーション（privatization）と言われる時代の、自分さえよければいいという、地域の中で折り合いをつけていくのではなくて、「ちっちゃなわが家」で個別になっていますよね。森田洋司さんが『「不登校」現象の社会学』でおっしゃっています。だから、まとまりがない中で一人ひとりが個別に動き始めた時代ですよね。その時代に育てられた方が今親御さんとなっていると仮説をすれば、大高先生がおっしゃるように、情緒的な部分で守られた感が乏しい中で、今自分で一生懸命回答を探して育児書を見てみると、発達障害がまず出てきますよね。ネットで見ても、うちの子、発達障害じゃないかしらとまず思うでしょうし、あるいは親の育て方の問題が出てくると、ちゃんと育てなきゃならないと、熱心な方であればそうなってしまいます。そうすると、あまり問題のないお子さんも我々の外来に来て「どうしたらいいでしょう?」と。最近はゲームがお子さんのいろんな問題を創り出す一つのキーワードになりかねない。ゲームが悪いからこうなんだというストーリーはわかりやすいけど、昔の「テレビに子守をさせないで」と同じストーリーになっていく気がしているんです。僕はゲームもコミュニケーションツールだというふうに思っていて、そのコミュニケーションツールには相手がいて、だから使うんだというふうにしていくほうがいいと思います。ちょっと広がっちゃったんですけど、冒頭で学校の先生もすごく困っていると教えてもらって、本当にそうだなと思うし、親もわが子にどう向き合ったらいいかという回答探しで困っているけど、その回答なんか誰ももっていないのに、どうして……

大髙　専門家だけが知っているかってことですね。

田中　そうそう。僕は専門家、精神科医ではあるけど、家に帰ればただの一人の親として、全然きちっとした親の役割を果たしていないという罪悪感だけがあるじゃないですか（笑）。

大髙　その自信だけはしっかりありますよね（笑）。ダメ親だって。

田中　なんでちゃんとできなかったんだろうって、ずっと今引きずってここまできています。でも何をすればよかったかという回答もないんですよね。その時その時よかれと思ってやってきたツケが回ってくるわけで。

大髙　ちゃんと戻ってくると思ったらいいかな。いつまでたってもそのツケが回ってくるなあ（笑）。

田中　でも、死ぬまでわが子のことを心配するのが親だろうと僕はいつも思っていて、解決策というよりも、ほどほどに悩み続けながら、ちょっとした子どもの様子に喜べるのも親なんじゃないかというふうに思ったりしますよね。

大髙　この本を読む人には、不登校の子の親御さんもいると思いますが、牛島先生からメッセージはありますか？

牛島　田中先生に言われて、救われた気持ちになりました。敏感性はとても大事じゃないですか。でも、ずっと察するのは、やっぱりできないですよね。先ほどのデジタルに頼ってしまう親御さんも、今日の話は理屈はわかると思うんです。でも世の中が許してくれないじゃないかと。赤ちゃんが泣いていれば夫が怒ると。スマホを見せて黙らせるしかないじゃないですか。

大髙　うちの待合室でも、赤ちゃんが泣いていると、お母さんが「すみません」って言います。「謝らなくていいんですよ」と言うんですが。

牛島　うちも壁紙を剥がされてボロボロなんですが、もうしょうがないじゃないかと（笑）。とりあえず向こうには行かないでね、とそのぐらいです。ドアをガチャンガチャンやって、お母さんが「やめなさい！」とか言っているけど、もうしょうがないじゃないか、まあいいよ、みたいな。やっぱり敏感性がすごく大事なので、一方で、親も子どももある種の完璧を求めないことが、先ほど大髙先生もおっしゃっていた折り合いをつけることにすごく寄与すると思うんです。ゆたっとした、答えを求めない感じというんですかね。だからやっぱり、病院に来る保護者の方も先生方も、誰かにつながって、答えのない話をずっと一緒にできる仲間が増えるといいなあと思います。

大髙　不登校の教育の中での一つの考え方として、今の教育の成果主義を批判している人もいます。また正解主義。不登校についてはこうすればいい、子どもの扱いはこうだとか決める。もしかすると、この本にもそういうものを期待していた方にとってはハズレだったかもしれないけど、それでもいいですよね。今日は不登校についていろいろと多岐にわたりお話くださって、ありがとうございました。今日のまとめは絶対できないんですけれど、不登校について考えるいいきっかけになったと思います。ありがとうございました。

エッセイ

児童精神科医をめざす

大高クリニック院長
大高 一則 Otaka Kazunori

恩師との出会い――仕事と生きがい

私は神奈川のある県立高校の出身である。

当時はいわゆる有名進学校であった。文武両道をモットーとするその高校で、私はサッカー部に入部した。運動音痴でボール拾いばかりさせられていたが、楽しかった。しかし、体力がなく勉強嫌いな私の成績は、じりじりと下がっていった。サッカー部で身体を壊し、退部した。片思いしていたテニス部の女子にはフラれた。今思えば散々な高校生活だった。

高三の夏、担任の栗原先生（以後クリちゃんと呼ぶ）の進路相談があった。はじめに書類を覗きながらクリちゃんは「〇〇大学か？△△大学あたりかな？」と言った。どの大学も行きたい大学ではなかった。というより、どの大学に行くかより、これからどう生きていけばよいか、まったくわからなかった。

「……」うつむく私にクリちゃんは「大髙！　俺は大学の時、万葉集の研究がしたかった。でもその頃、金がなくて大学院には行けなかった。だから高校の教師になった。そして今でも夏休みに奈良に行って万葉集の研究をしている」と言った。「仕事と生きがいは一緒じゃなくてもいいのかもしれない」と伝えたかったのだろう。若かった私は「仕事と生きがいは一緒のほうがいいと思います！」と生意気なことを言って相談室を出た。

これからどうしたらよいか、先がまったく見えなかった自分に、彼は「自分の生きざま」を開示してくれた。クリちゃんの生きざまとはまったく違うけれど、今私は児童精神科医として臨床現場に立っている。今でも診察室で「これからどうしたらよいかわからない」若者に会うと、クリちゃんの話をする。青年期の精神科治療は、薬やテクニックだけでは終わらない。悩んでいる若者に、自分の生きざまを伝えることが大切な時もある。そのことをクリちゃんは教えてくれた。

街の保健室

クリニックで子どもの診療をするようになったある日、小四の女子が心因性視力障害で母親に連れられて受診した。その時は、母子の話を聴き、セッションは数回で終了した。その子が一五歳の時、中卒後の進路について相談に受診した。その際は母親同伴であったが、子ども主導の感じがした。その際も一回で通院は途絶えた。彼女が二二歳の時、短大を卒業して職場でうまくいかず、うつ状態で受診した。その後、継続して通院する中で、彼女のもつ家族間葛藤が徐々に明らかになっていった。彼女は小四の時からここの存在を知っていた。そして、必要な時にはここを利用してくれている。

クリニックを開業してから気づいたことがある。クリニックを開業すると転勤がないのだ! 昼休み、コーヒーを飲みながら、人生の大部分をこの小さな診察室の中で過ごすのだと改めてため気をついたことがある。しかし逆に考えると、学校や児童相談所など児童関連の公的機関の職員は長くても七、八年すると転勤・異動してしまう。児童精神科診療所は地域の子どもや家族の人生のそばに常にある存在である。

学校の保健室も、入学から卒業まで場所すら知らない子どももいる。しかし心身不調の子にとっては、教室より大事な存在である。私は児童精神科のクリニックは「街の保健室」のような存在だと思っている。困っている時にはあそこに行けば大髙先生がいるということを、今は成長して直接会わない子どもたちも考えてくれているのだと妄想する。時に元患者が「うちの息子、落ち着かないと学校の先生に言われたのだけど……」と相談に来てくれる。「あんたの子どもの時よりずっといいよ！」と私も返す。街の保健室は地域の片隅で子どもたちや親を見守っている。

エッセイ

僕はどこから来たのか、僕はどこに行くのか、そして僕は何者か

こころとそだちのクリニックむすびめ院長
田中康雄　Takana Yasuo

「自己紹介のエッセイ」を指示された。僕の何を誰に紹介するものか、なんともわからない。そもそも、僕はそんな不特定多数に紹介されるべきか、とか、いつものようにグズグズ考えてみた。結局は精神科医としての僕の生成過程と現状の品質保証を開示してみたが、僕という人間がただ面倒くさい生き物であることを示したことになってしまった。

僕はどこから来たのか

医者になろうと思ったのではなく、医学部に行くしか手立てがなかった。

あれこれとささやかな抵抗は試みたが、玉砕した。

勉強は好きか嫌いかの前に、どうすればよいのか、方法手段がわからなかった（今もわからないが）。

医学部で六年半過ごした。余分な半年が、実際に僕の唯一の勉強期間だったといえる。

崇高な思いは一切なく、消去法で「精神科医」を選択した。選択してから教科書を通読した。「精神医学」の学びは、精神科医になってからだった。

結局、時代に、そして出会った同僚、先輩に恵まれていた。運だけでここまで生きてきた。

僕の母は二〇歳以降は生き続けられないだろうと医師に言われた結果、八六年生きた。父は若くして病院に医療資材を運ぶバイトをしながら、自殺未遂をしたことがあった人だ。その二人が、僕を医師にさせようと強く願った。いや、追い詰めた。医師が一人もいない両家の中で、僕は医師になることを決められた。

僕は不登校やいじめられ体験をしながら、学校を完全に撤退できないまま、本当にしたいことを真剣に見つけることなく、歩んだ。そして、「何ももたず、何もない」空っぽな状態で精神科医になった。

祖父は、小さい頃から僕に戦争の話をし続けた。僕は人の話を「映像化」して聞く術を身につけた。抽象思考が苦手なので、常に映像的に処理していた。人の話を聴くのは、だから嫌いじゃなかった。精神科医になって困窮し動揺し、しかし魅力を感じたのは、映像化できない話をされる方々との出会いや、往診した時の実際の場面と自身の想像力のギャップに直面する時であった。そのたびに、僕の想像力はバージョンアップしていった。

僕が学生時代、唯一「演劇」に思いを馳せたのは、演じても、観ても、その想像との重なりとギャップを楽しめたからだろう。同時に、模倣以上のことができないことを自覚し、演じる側を諦めることができた。

映像化して、その場面を把握していく中で、徐々に「感情」「思い」へと針が振れたのは、想像力をより駆使しないと理解できないという、演劇への断念がバネになっているのかもしれない。

結局僕は、空っぽの中から「来た」。

僕はどこに行くのか

診察室で、思いをつかもうとしていると、空っぽだと思っていた僕の心にも、さまざまな思いがあることに気づく。それは下世話なものであり、恥じることでもあり、情けないことでもあった。

仕事に就くまでに、僕は何度か気分の落ち込む期間を経験している。いや、研修医時代に上司から抗うつ薬を勧められたから、病識のないうつ状態を醸し出していたのかもしれない。そして、それはきっと今もある。

でも、僕のつらさよりも大変な思いを抱えた方の話を聴くたびに、「まだ僕は聴き続ける側にいる」と自覚し、かろうじてこの仕事を続けている。

子どもたちの話を聴く時に、僕は空っぽだった過去の僕ともほんの少し向き合っているのだろう。そして親の話を聴く時に、僕は向き合い切れなかった僕の親や、親でもある僕自身とも向き合っているのだろう。聴き続ける側でもあるが、それによって癒されている僕が、間違いなくいる。

妻は半分冗談で、もう半分は諦めの境地で、あなたは診察室で息を引き取る、と予言する。診察中では相手に失礼だから、診察室であっても一人じゃないといけないね、と僕は半分真剣に答える。そんな映像が僕に浮かんでしまう。後悔と謝罪の思いと、それでも幻想に近い希望を抱き、僕は仕事という名の、僕の居場所を徘徊する。

それなのに、無謀にも、僕はクリニックから病院へ軸を移動し、あろうことか、この年で児童・思春期病棟の開設を企図した。理事長の理解と後押しからプロジェクトはすでに動き始めた。脱入院の動きの中で、なぜそんな、と思われるかもしれないが、僕は、生きることに意味を感じられない、現実を回避したい子どもたちにとって、人生の第三舞台あるいは階段の踊り場のような空間を提供したいと思っている。空っぽの僕が、これまでかろうじて生き続けられたように。

僕はどこに行くのか。その答えは、今はない。病棟という生活の場所で、僕はまた落ち込み悩みながら、それでも「生きる」ということを考え続けるのだろう。

僕は何者か

小学一年の頃からだろうか。僕は今もずっと死への恐怖を抱えている。時々夜にパニックを起こす。不安、抑うつを抱え、最近は強迫的行動も目立っている。かろうじて自分が精神科医として「まだ臨床域ではない」と、やや贔屓目に診断している段階である。

そんな僕は、いったい何者なのか。一つは、あれほど行き当たりばったりで決めた「精神科医」である。もう一つは、家庭人としてはまったくもって失格であろうということくらいである。

せめて日々を、穏やかに、できることなら誠実に生きたいと願う。それくらいは許されるだろうか。空っぽだった僕も少しは満たされてきただろうか。

皆、何かしら病み、何かしら苦しみ、人知れず痛みを抱え、それでも、日々を生きている、生き続けている、という当たり前のことを書いた。

エッセイ

あの時見た風景

うしじまこころの診療所院長
牛島洋景　Ushijima Hirokage

　私はよくランニングをしている。ランニングといっても三〜五㎞ほどのジョギングがほとんどで、時間にして三〇分ほど。糖尿病家系で小デブな自分の健康増進を目的に始めたもので、ここ数年しっかり続いている。走ることを続けているうちに、健康増進もだが、実はいろいろ考えるにはちょうどいい時間だということに気づいた。走っている間は誰にも邪魔されないし、素敵な風景にも出会える。その風景は、嫌なことを一旦脇に置いて、自分に落ち着きを与えてくれる。息が切れれば余計な雑念を感じることも減り、マインドワンダリングにはちょうどよいみたいだ。そんな中でよく思い出す一人の少年がいる。

　彼は勉強もできて物知りで、皆にも一目置かれる存在だった。自宅はとても大きく、私の家のリビングの数倍の広さはある客間には、ファミリーコンピューター、ゲームウォッチ、ビデオデッキ、ステレオセット、マッサージチェア、ルームランナーと、何でもあった。部屋には大きな窓があり、その窓からは町内が見渡せた。そこから町内を眺めていると、なんだか自分が偉くなった気がした。その部屋に友達が集まり、皆でファミリーコンピューターゲームに興じていた。皆は自分のゲームカセットを持ってくるのだが、持ってくるゲームでなんとなく友達の序列が決まっていた。両親の教育方針のせいか、私はファミリーコンピューターを持っていなかった。そこにいてゲームをするために、「ゲームさせてよ」とは決して出しゃばらず、皆のプレーに声援を送ることを心がけ、「うっさんもする？」と言われるのを待っていた。カセットを持っていない自分にはそうするしかなかったが、決してそれが嫌だったわけではなかった。その部屋にいて、あの風景を見るだけでも満足だったのかもしれないし、彼と一緒に過ごせるだけで満足だったかもしれない。

小学校五、六年生の時だったろうか。担任教師はなかなかの熱血で、「クラスで地球一週するぞ！」と子どもに声をかけ、毎朝校庭を皆で走っていた。皆が走った距離を合計して、一年で地球一周にあたる四万㎞に到達しようとする狙いがあった。クラスの皆が自然とそれに協力する中、彼だけは頑なにそれに参加しなかった。それ以外のクラスでの行動は皆と変わらず、彼がクラスで孤立することもなかった。卒業式も彼と皆で一緒に笑顔で写真も撮った。中学に入ってしばらくすると、彼は「制服を着るのが嫌だ」と言って学校に来なくなった。学校の先生から「家近いだろう。誘ってこい」と言われて誘いに行ったこともあったが、彼は決して出てこなかった。何度か誘いに行くうちに、お母さんも出てこなくなった。そのうち誘いにも行かなくなってしまった。高校に入ったある日、彼の家に鯨幕がかけられていた。彼の弟が病気で亡くなったとのことだった。弟は、彼以上に聡明で成績もよく、学年が違う自分から見ても、とても目立つ存在だった。病気で入院中だとはなんとなく聞いていたが、すごくショックだった。その半年後くらいだったろうか。彼が制服を着て学校に行っているところを見かけた。なんて声をかけていいのかわからず、そのまま彼の後ろ姿を見送った。その後、彼に会うことはなかった。私から連絡して会いに行くこともしなかった。「きっとうまくやっているに違いない」と思っていたし、会ってもどうしていいかわからなかった。それから一年も経っていない頃に、母から彼が亡くなったと聞かされた。そこからの私の記憶は曖昧なのだ。葬式に出たのかどうかさえも、思い出すことができない。ただ、母親から「あなたはちゃんと生きなさい」と言われたことは覚えている。それ以外のことは本当に何も思い出せない。今でも、高校生くらいの子を見かけると、肩を落として歩くあの後ろ姿を思い出すことがある。当時の彼には制服がとても窮屈そうだった。僕が憧れた彼は、どうして中学に行かないと決めたのだろう。どんな気持ちで弟の死を受け入れようとしていたのだろう。どんな気持ちで高校に通っていたのだろう。彼にこの世界はどう見えていたのだろう。考えれば切りがない。こんな問いが、時々頭に浮かんでは消えの繰り返しであるが、結局答えがわからない。せっかく児童精神科医になったのに、さっぱり答えがわからない。

ランニング中にいろいろな風景を見ていると、あの客間から見た風景を思い出すことがある。彼は今もあの風景を見ているのだろうか。ファミリーコンピューターなんてできなくていいから、あの広い客間で、彼と一緒にあの風景を見たいと思う。どんなことを思ってあの風景を見ていたのか聞いてみたいと思う。それが叶わないことはわかっている。だから自分はたくさんの風景を見に走り続けているのだろう。いつか、私の見た風景を彼に伝えられればいい。そう考えれば、これから先もずっと走り続けることができそうな気がする。

コラム　ＪａＳＣＡＰ－Ｃと長尾圭造先生

医療法人サヂカム会理事長　**奥野正景**

本書は、児童精神科医療を取り巻くさまざまな視点から、日本児童青年精神科・診療所連絡協議会（ＪａＳＣＡＰ－Ｃ）の理事の行った座談会をまとめたものです。

当協議会の設立者である故長尾圭造先生は、日本で有数の児童精神科医師でありかつ研究者として知られています。ご自身でＡＤＨＤと称されていたように、興味の幅が広くアクティビティの高い先生で、さまざまな活動をされていました。

医療法人サヂカム会とは創設者の中修三先生（大阪市立大学名誉教授）の時代から関わりが深く、三国丘病院の三代目院長を務められ、その後も理事として運営に貢献されています。当院退職後は、堺市立子どもリハビリテーションセンター初代所長などを経て、独立行政法人国立病院機構榊原病院院長となり、定年後は長尾こころのクリニックを設立され院長として児童精神科臨床に従事しておられました。その間、平成元（一九八九）年には、精神科で小児を専門とする医師と、小児科で精神を専門とする医師からなる日本小児精神医学研究会（Japanese Society for Pediatric Psychiatry：ＪＳＰＰ）を発起人として立ち上げ、平成五（一九九三）年に、阪神淡路大震災発災直後にＪＳＰＰとして、冊子『子どもの災害時のメンタルヘルス』を一万五〇〇〇冊印刷し、被災地に贈るなどの活動を行い、平成八（一九九六）年、堺市で病原性大腸菌O－157が集団発生すると、すぐに大阪府と堺市の教育委員会への働きかけ、被害保護者の支援、子どもへの相談活動やグループワークなどを行っておられます。また、平成一三（二〇〇一）年、池田小学校の事件直後には、現地に出向き、校長先生にメンタルサポートの必要性を説明し、職員会議に参加し、大阪府の医師とともにサポートチームの一本化をその場で整えておられます。

著書、論文、地域貢献活動なども多数あり、さらに、国際支援として、ガーナの首都アクラ・ガーナには、Professor Nagao Child Rehabilitation Centerがあり、現地のボランティア活動家とともに、ストリートチルドレンを保護し、生活支援と教育の奨学を行っておられます。また、ＮＧＯ活動団体・セスコ（世界の子供達に学校を送ろう会）の一員として、ガーナに児童教育施設（保育所と職業訓練施設）を、アフガニスタンに病院を、洪水で流された中国に学校を建設され、さらに、コソボからの日本への子ども三名を含む避難家族に対して、来日当初からこころの健康を目的とした活動を行っておられました。

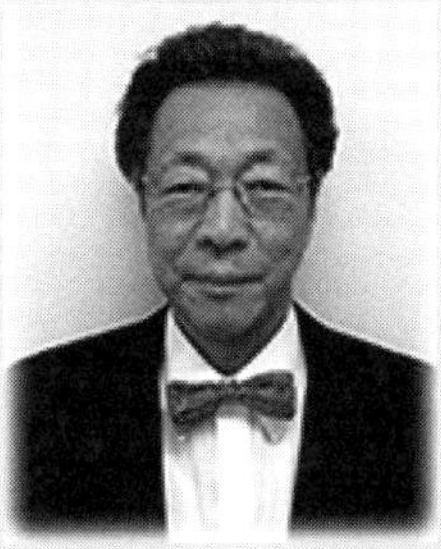

そして、平成二七（二〇一五）年に、児童の精神科地域医療の担い手である診療所の集まりであるＪａＳＣＡＰ－Ｃを組織し、初代会長に就任されました。今後、当会が、長尾先生のご遺志を

継いで、設立趣旨に基づき、その幅広い活動の一端を担い、賛同する児童精神科医の参加を得て、地域医療に貢献していく活動を広めていくきっかけに本書がなれば幸いです。

設立趣意書の要約

わが国の児童青年精神医療の歴史は浅い。しかし、近年の子どもの精神障害や、メンタルヘルス問題への関心の高まりから、地域においても、少しずつ臨床実践に取り組まれるようになった。しかし、まとまった活動をすることはなく、孤軍奮闘している。「児童青年精神医学ないし臨床」は、成人精神医学とは似て非なる存在である。つまり、独自性が高い。児童青年精神科の診療を実践し、診療所を管理運営することは、このアイデンティティーを実感し、地域に責任を持った診療を実践していくことでもあり、社会に広めていく意欲と責任を痛感することにもなる。主要な活動内容は、相互交流、研修、診療所運営に関することとする。相互交流には、情報交換、意見交換、親睦などを、研修には、スタッフ研修、医師自身の研修、児童精神科医養成研修などを、診療所運営には診療報酬などの経済面、医療政策の適切な実施、管理運営などを含む。

3　親であることの難しさ

大瀧和男×杉村共英×伊室伸哉

大瀧　本日司会を務めます、かずおメンタルクリニックの大瀧です。私は愛知県豊橋市で平成一五（二〇〇三）年より児童精神科クリニックを開いています。今日のメンバーでは一番年上になっちゃいますね。今日お集まりいただいた二人の先生をご紹介します。それでは、伊室先生から、よろしくお願いいたします。

伊室　沖縄県でバークレーいむろ心のクリニックというクリニックをやっています、伊室伸哉と申します。僕のクリニックは、子どものクリニックというよりも、通常の精神科クリニックなんですね。今ちょうど自己紹介のエッセイを書いていたのですが、子どもを見るのって、すごく難しいと思います。自分が研修してきた大学は川崎医科大学で——僕は児童思春期が専門というわけではないんですが——青木省三先生にずっと面倒を見てもらい、大人から子どもまでスタンスは変わらないなと思っています。開業して一〇年ちょっと経ちますけど、結構子どもを見ることが多いです。沖縄県は子どもがすごく多いんですよね。僕は大阪出身なんですけども、大阪にこの前行ったら、もう小学校はガラガラで、都心部は全然雰囲気が違いました。日本児童青年精神科・診療所連絡協議会（ＪａＳＣＡＰ－Ｃ）にも入っていますが、僕は沖縄で多くの子どもを見ながら、同時に大人も見ていて、親から子どもを見ることも多いです。よろしくお願いします。

大瀧　それでは杉村先生、よろしくお願いします。

杉村　僕は神奈川県の相模原市で児童精神科クリニックをやっています。クリニックを始める前は児童精神科病棟で勤務しておりまして、クリニックを始めて一二年くらいになります。クリニック以外に児童養護施設・児童相談所での仕事も多いので、僕の患者さんはそういったところの職員さんと一緒に受診されるほうが多いかなと思います。よろしくお願いいたします。

大瀧　今から「親であることの難しさ」というテーマで、一例の創作症例を提示させていただいて、それを素材にして話し合っていきたいと思います。それでは、症例をご紹介します。

症例　リコ　中学一年生

リコは、乳児期から育てにくい子だった。敏感な子で、何かというとよく泣いた。夜になるとグズグズするので、母親が抱っこするのだが、なかなかしっくり抱かれずに泣きじゃくった。父親はその傍らでゲームに興じていた。ゲームに集中すると、周りの声が聞こえていないようだった。父母は出会い系サイトで知り合った。お互いの出身地からは遠く隔たった土地で結婚し、生活を始めた。リコが一歳になると、母親はリコを保育園に預けて仕事に復帰した。リコは毎朝泣き縋り、保育士に抱えられて連れていかれた。

リコは保育園ではおとなしい子で、何事にも消極的だった。勝気な女の子にお世話をされていた。小学校に上がっても、おとなしく目立たない子だった。放課後は学童保育へ通った。小学五年生になった頃、友達に誘われるようにコンビニで万引をした。店員に見つかり、母親が呼び出された。母親は帰り道、あの子とはもう付き合うなと言ったが、リコは黙ったままだった。五年生の終わりと六年生の時に、万引事件が繰り返された。六年生の時は単独だった。父親は頭ごなしに叱りつけるばかりだったが、母親は担任教師と話し合って児童相談所に赴いたりした。母親は児童相談所でアドバイスされたようにリコの言い分を聞こうと辛抱強く待ったが、リコは口を閉ざしたままだった。

中学に上がると、ゴールデンウィークが明けたあたりからリコは朝起きられなくなった。最初のうちは遅刻して登校していたが、次第に登校しなくなった。母親は本人の部屋を覗いて、ゴミ箱に大量の血のついたティッシュを発見した。リコがずっと以前から、手首から前腕にかけてカミソリで傷つけていることが発覚したのである。

診察で、母親は、リコがいったい何を考えているのかさっぱりわからないと言った。リコを先に診察していた医者が、彼女は寂しいんじゃないかなあと言うと、母親は曖昧な表情になり、首を傾げた。

「何か、お母さん、思うことがあれば……」医者の言葉を反芻するように微かに頷きながら、母親は何かに思い当たっている様子だった。「寂しいといって、それは皆……」話していくうちに母親は次第に自分の過去を語り出した……

大瀧　まず伊室先生、何か感想はありますでしょうか？

伊室　この症例のバックグラウンドというか、お父さんお母さんが出会い系サイトで知り合って結婚とか、架空症例ということですけど、実臨床でもすごくよくある症例だなと思いました。

大瀧　杉村先生はいかがでしょうか？

杉村　僕も最近の世相を表現した、よくある症例だなと思ながら聞いていました。

最近の家族像の変化

大瀧　今お話いただいたのは、生の出会いというか、生の付き合い、人とつながるということがとても希薄な感じがするということですよね。この症例のパターンは多いと思います。今、実際に出会って、恋愛をして、何年か付き合って結婚するというケースは稀で、ネットで知り合ってというケースが、たぶんうちの診療ではかなりの部分を占めているんじゃないかと思うんですよね。それが悪いとか良いとかではなくて、子どもの視点で考えると、何か陰を落としているなと僕は感じているんですけれども、伊室先生、いかがですか？

伊室　そうですね。このケースではお父さんがゲームばっかりしていますが、本当にこれはよくある状態ですね。このお父さんは頭ごなしに叱りつけるばかりとありますが、今のお父さんは叱らないです。仕事に行って帰ってきて、自分のやりたいゲームをして寝る。沖縄は共働きが多いですから、お母さんも仕事に行って帰ってくるんですが、このケースのお母さんは、僕はものすごく努力家だと思いました。僕も今児童相談所に行っているんですが、児童相談所ではちょっとお母さんお父さんへの当たりがきついなと思って、それを改善しようとして働きかけているところです。わざわざ児童相談所に行くって、結構な努力ですよね。お母さんはとても熱心で、お父さんは叱ってしまう、でも叱りもせず関わりもせずという家庭が多いので、まだこの家庭は情緒的な交流がちょっと残っているかなという感じですね。家族との連絡は一緒に住んでいてもLINEですることも多い中、お母さんがすごく関わろうとしているけれど、その関わり方がおそらく一方的なんでしょうね。こういう家庭にアプローチするのは難しいですよね。うちの場合でしたら、子どもが不登校で受診という形が多いのかなと思いました。この症例はとてもリアルなケースですね。

大瀧　今言われたように、実臨床でいうと、お父さん、出てこないんですよね（笑）。あまり話題にもならないというか。このケースで想定したのは、お母さんがやいのやいの言うので、本当はゲームしたいのにできないから、八つ当たり的に子どもに「おまえがこんなんだから！」――子どもを心配してというより、本音は「俺の時間を邪魔しやがって」――という感じのイメージで作ったんですけどね。杉村先生、いかがですか？

杉村　大瀧先生、伊室先生の対人関係が希薄になっているというお話、僕も昭和の生まれで、まさによくわかるように思います。ただ、最近の家族像の変化を、僕たちの視点で見て希薄だと言っていいのか、これにはちょっと疑問があります。逆に言うと、同世代とうまくいかない患者さんや親子関係がうまくいかないお子さんって、ちょっとこっち（昭和）寄りなんですよね。昭和を感じる方というか、今の時代にうまくマッチできなかった子たちが受診をしているのかなと感じます。そういった時代の変化にうまくついていける・いけないというところの難しさがあるかなと。変化を踏まえながら、親にどうアプローチしていくか。希薄化しているよね、と言うだけでは、たぶん受け入れてもらえない。そういった悩ましいところが、この症例にはうまく描かれているなと感じました。

大瀧　そうですね。今の杉村先生の指摘は非常に重要だと思います。今時のケースが来ても、もう箸にも棒にもかからないというか、診察でもそうだし、心理療法士にカウンセリングのオーダーを出しても、心理療法士がもうお手上げ、全然かなわないです、と。それは拒否ではなくて、なんかＡＩと話しているみたいだと言うんです。情緒の欠片もないかもしれないと。本当に現代的な子どもたちは、ひょっとしたらうちには現れていなくて、ちょっと昭和の欠片をもった親や子どもが来ているのかもしれないなと思いました。だから、親子を見るのがすごく難しいんですよね。ただ、このケースで言うと、杉村先生の言ったように、お母さんは完全に昭和を引きずっているなという感じで、自分の痛みをもっている方なんだろうと。そのお母さん自身が抱えているものは、一つの入口、アプローチの材料になるのかなと思います。

子どもと親、どちらも支える

大瀧　ところで、またお子さんに戻りますが、集団でおとなしかった子が、万引き、最初は誘われてやっていたのが単独になって、そして自傷行為も、隠れてだけど隠れていないというか、頭は隠しているけど尻尾はちゃんと出ている——杉村先生、このあたりをどう読んでいったらいいと思いますか？

杉村　やはりどうしても親御さんや周囲の大人から見ると、問題行動ととらえられて、そこを改善してくれと依頼されるわけですが、その行動・行為の背景に何があるかを理解しなければならないと思います。そういった逸脱行為の適応的側面を見て、背後にあるメッセージを周囲と共有することが第一歩だと思います。子どもに対しては、そういった意味合いがあったとしても、適切な方法でないときちんと気持ちが伝わらないというところは共有して、どんな伝え方がいいかを探していけるといいかなと思います。

大瀧　そうですね。この子自身がなかなか自分をうまく出しきれていないところがあって、発達そのものがちょっと敏感で、少しゆっくりなのかなとは感じますよね。こういう子どもは、じっくり見ていくと後々自分が出てくるんだけど、そこが端折られてしまっている。すぐ集団に入れられちゃって、なかなかじっくり見てもらえなかった。だからずっと積み残しできてて、ちゃんと理解されて抱えられた自分を実感していないような感じがするんですよね。自分が認められていない、抱えられていなかった、そういう弱さみたいなものが、この子の中にあるのかなと。それがアピールとしては、ああいう形にならざるをえなかったのかなと思います。伊室先生、いかがですか？

伊室　診断名というか、考え方の一つとして、コミュニケーション症、自閉スペクトラム症、ADHDなどの概念は、子どもの状態を説明する時には使いやすいなと最近思っています。この子は敏感な子で、お母さんもやっぱり何かしらコミュニケーションの難しさを抱えていて、お父さんのほうはかなり自閉スペクトラム症の色が強い感じの人だなと思いました。この子も、たぶん家庭では情緒的な交流があまりなくて、その中で万引などの形であっても友達とのコミュニケーションがあって、おそらく愛着というものが形成不全のまま育って、中学生まで来ているのかな、と思います。そう考えると、この子に対してどういうアプローチができるのかなというのはすごく難しい。やっぱり医療だけではなかなか厳しいよねというのはいつも思っているんですけど、何か他のアプローチ、うちであれば、訪問看護に入ってもらって、家での様子を聞きながら、物事を決めていったりしますかね。お母さんが何を語るのかなというのは興味津々です。

大瀧　うちでこのケースを見るとすると、一対一の関係ができていないお子さんだと思うので、一対一の関係の中で彼女を認めていく作業が必要なんじゃないかな。なので、彼女にはカウンセラーをつけて、じっくりと、まったりとした時間というか、そういう一対一の関係みたいなものを整える必要があるんじゃないかなと思うんですね。一方で、お母さんのほうも語り出したと書きましたが、やっぱり聞いてもらいたいことがあるだろうと思います。お父さんと知り合ったのは出会い系なんだけれども、それで地元を離れてくるというのは、それだけでも何かしらあるのかなと。断ち切りたい関係なのか、それとも後ろ髪を引かれている関係なのかは、重要なポイントです。うちで言えば、私がその役割を引き受けるか、もしくはもう一人のカウンセラーにお母さんを委ねて、お母さんのカウンセリングをお願いすることも考えます。そのうえで、お子さんには、例えば学校が難しければ、ある程度整った適応指導教室、あるいはうちのデイケアで、集団をもう一回練習していくことを考えますかね。杉村先生でしたら、どうされますか？

杉村　うちはカウンセリングをあまりやっていなくて、主に医師がお子さんの話を聞くというスタンスなんですね。なので、お子さんとの時間をできるだけ確保しながら、親御さんの場合は、親御さんのカルテを作る場合もたまにあるんですけども、難しそうだったら二回に一回親御さんだけの回を設けたり、お子さんと親御さん両方で別々にお話を聞きますね。

お母さんの子ども時代に目を向ける

大瀧　やっぱり両方に目配りをして見ていかなきゃいけないケースなのかなと思いますね。ところで、このケースに限らずですが、先ほど伊室先生も言われたとおり、例えばお母さんと子どものことで児童相談所が関わってくるケースもあると思います。お母さん対応、子ども対応というところで、伊室先生のところでの工夫は何かありますか？

伊室　このケースの場合でもそうかもしれませんが、仮にお母さんが大変な仕事をしていて、疲れ切って、子どものことも心配だし、放っておけないしで、結果的に働けなくなって受診という流れもあります。うちではそのほうが多いかなと思います。子どもが不登校で受診というパターンもありますけど、やっぱりお母さんのほうの苦悩というか、お母さんの生活の状態が気になるところです。例えば沖縄の場合は、一人親でお母さんが働いて、子どもはおばあちゃんに預けて、という形が多いです。お母さん自身の生育過程も、もうすでに代々一人親家庭で育ってきて、沖縄では比較的若くして子どもができたりするんです。未成年の娘さんの治療している途中で子どもができることも少なくなくて、だいたいそういう時はいろいろと問題があってリスクが高い出産で、大学病院なり専門の病院なりで出産してもらうことになります。そんな時、産婦人科のお医者さんと退院前の面談や会議をすると、こんなに若くてリストカットするような高校生が子どもを産むことに対し、他の科の先生たちは抵抗がある感じを受けるんですけど、精神科に通院して治療している方の場合、僕は産んでくれ、ラッキーと思うんですよ。なぜかというと――もちろん子育てはすごく大変で、実際里子に出すこともあるんですけど――もう一回、子ども時代を再体験できるチャンスになるからです。だから、このケースのお母さんも、本当に「親」になって、今リコさんがバタバタしている。これはまさにお母さんのそだちというか、自分がおそらく子どもの頃できなかった体験を、今この子どもでできるという意味にとらえて前向きに取り組むほうですね。

大瀧　このお母さんだとそれができるような気がするんですけど、ケースの中には、例えば、小学校、中学校、あるいは保育園で、この子が丁寧に学校の先生や保育士さんに関わってもらっていると、あるいは、うちでカウンセラーによくしてもらっていると、ものすごく嫌がるお母さんがいるんですよね。要するに、私はそんなふうにしてもらっていなかったと、攻撃するんですよね。それが子どもへの虐待になることもあります。

伊室　医療の関わり方は難しいなと思います。例えば子どもができたお母さん、妊娠中だけは自分で手首を切ったり大量服薬したりしないでよ、と思う人が、出産した後、子どももいろいろ問題があるので、児相が関わったりするんですけども――症例のお母さんは何か響いてくれるんじゃないかなと思いますが――お母さん自身の育ってきた環境によっては、ものすごい拒否反応があります。僕は最近児相に行きながら思っていることがあります。うちのような医療機関に二年いて、少し間が開いて、また相談に来たお母さんに聞くと「もう相談先がない。だから以前通っていた医療機関に相談に来た」と。医療にはそういうお母さんたちへの役割があると思います。長く見ていると、外では警察沙汰になったり、いろんなことをしても、どうしても相談したい時に受診できる、そこでお薬でどうこうというよりも、今の状況を聞いてサポートするというのができないかなと提案して他につないで……これを何度も繰り返して、やっと今落ち着いている親子もいます。医療的なサポートを考えた時に、本当に最悪どうしようもなくなった時に来られる場所、そのぐらいの存在でしかないかな、と思っています。

大瀧 そういう支え方と認識されているのは、いいですよね。

伊室 お母さんたちも本当に大変で、仕事もダメ、酒もやめられない、子どもはもう家に閉じこもっているとか、もうどうやって生きているのかなと思うような人でも、何かちょっとしたサポートをしてくれる男友達がいたり、その人の生きるサバイバル力を信じて、それを共有するというだけでも、少しは役に立っているんじゃないかなと。医療として何ができるのか、といった感じですけどね。

大瀧 杉村先生、今の伊室先生のお話、いかがですか？

杉村 親御さんに関わる時に気をつけているのは、無理をさせない、否定をしないというところです。今回みたいなケースは、スクールカウンセラーさんとか児童相談所に行くと、「お母さん、仕事辞めたら？」といった一般的なアドバイスをよく受けると思うんですけれど、僕は

「仕事は辞めないで」と言っています。お母さんが犠牲にするものが多かったり、無理をしたりすると、結局子どもとの関係に返ってきて、「これだけしてやったのに、あんた全然よくならないじゃない」となることが多いです。なので、お母さんはお母さんの生活を維持してもらって、今の生活に無理のない範囲で、お子さんをどうしていくかを考えていきます。例えば、クリニックの口コミみたいのありますよね。ああいうところに時々「親のことを否定されるかと思ったけど、されなくてよかった」みたいなことが書かれています。やっぱり受診する時、親御さんはそういうことにとても敏感で、何か言われるんじゃないか、自分の育児を否定されるんじゃないかと心配しながら来られているんです。否定しなかったり、無理をさせない対応をしていると、伊室先生のおっしゃるように、親御さんが相談しやすくなったり、何かあった時に頼ってくれるんだと思います。児相などだと、お説教されたり、子どもを預かられてしまったりしますけど、医療はそうではないので。

大瀧　結局、親という立場の人は「あなた親でしょう」というふうに突きつけられると一番きついと思うんですよね。でも実際考えてみると、親になっちゃったけど、資格をもっているわけじゃないし、たまたまそうなっちゃっただけで、言い方が悪いけど交通事故みたいなものと考えると、ここから親になろうよ、という話に僕はもっていくんです。要するに、育てて親になってくるんだから、最初から親である人なんかいないよ、と。そうなると、あなたの子ども時代はどうだった？　お母さんはどんなふうに育ってきたかね？　それと重ね合わせて、この子はどうだろうね？　と話していきます。自分の人生・子ども時代と子どもを重ね合わせながら、お母さんが「私も勉強できなかったな。無理させてもしょうがないですよね」みたいなところにだんだん返ってくる。「でもお母さんもつらかったんじゃない？」「そうなんです。今のおばあちゃんにめちゃくちゃ言われたんです」なんて話が出てきて、「親と同じことをしている」といった気づきに至ることもあります。お母さんが子どもから親へ成長していく流れを作っていくのが大事なんじゃないかなと思っています。今日お二人の先生のお話を伺って、やっぱりそうだよな、同じような思いがあるんだな、と感じました。

お父さんはどうしているか

伊室　お母さんがよく出てきますけども、なかなかお父さんは最近登場しないなと。登場したとしても、正論を述べるだけの非常に変わったお父さんだったりします。やっぱりお母さんが子どもを育てているイメージですけど、大瀧先生のところはお父さんがよく来られますか？

大瀧　うちですと、お父さんが子どもを連れてくるケースが一五〜二〇％ぐらいありますかね。

伊室　結構多いですね。

大瀧　それはお母さんが「この子もうダメ」というケースですね。どちらかというと、小さい子、保育園から小学校低学年くらいのお子さんを、お父さんが仕事の休みの日を選んで連れてきます。聞いてみると、お母さんが「もうこの子ダメだ」と、要は心理的な虐待で、お父さんが間に入っているという感じです。だからお父さんは非常に母性的な方が多くて、「役に立つお父さん」です。ちゃんと答えてくれるし、子どものいいところをちゃんと見ているんですけど、そういうお父さんは少ないですよね。

伊室　お母さんがもうお酒ばっかり飲んでいるから、お父さんも仕方なく小さい子どもを連れてくるというケースもありますね。先ほど大瀧先生が言われたように、子どもを育てる過程で親が育っているという観点は重要かなと思いますね。

大瀧　五年ぐらい見ていて、すごく育っていくお母さんがいます。「すごいね」と思わず言っちゃうんだけど。

伊室　お母さんが多いんですけども、不登校になった子どもを育てているお母さんに、例えば「小学生時代どうでしたか?」なんて暇はないと思うんですね。よほど個別のカウンセリングなどを受けておられる方は可能かもしれませんが。後になって、お母さんも仕事をしながら子どもの対応していく中で、「私がいつも職場で嫌がらせを受ける同僚がいるんですが、その人にも子どもがいて、その人も家で大変なことがあったのかもしれないですね」みたいな感じで、共感というか、相手のことを考えてコミュニケーションされているんです。自然にポロッと言われた時、絶対こういうことを言うような人ではなかったのに、子どもの対応をしていく中で変化が生まれているんです。意識的・無意識的にこちらが気づいてフィードバックしてあげると、お母さんの気づきにもつながるかなと思います。積極的にやるというより、受動的に話を聞いている中で、指摘というか、「お母さん、昔はそうじゃなかったですよね」みたいな感じでやると自然に入りやすいかなと思います。

杉村　僕は児童相談所の事業でファミリー・グループ・カンファレンスを担当しています。虐待家庭の親御さんに子育て講座をやるんですけども、講座の冒頭で言うのは、「偉そうに子育て講座をやってますけど、僕自身も自分の育児に自信はありません」ということです。先ほど大瀧先生もおっしゃっていましたが、子育ては先例は自分が受けたものしかないし、そうそううまくいかないですよね、という話です。最後にアンケートを書いてもらうと、ほとんどの方が「子育てを完璧にしようとしていてイライラして手をあげてしまっていた」「失敗してもいいんですね」みたいな感想で、核家族化によってお母さんはじめ養育者にかかっているプレッシャーが非常に強いんだなというのを感じます。子どもとの間がギクシャクして、うまくいかないのが自分のせいにされてしまう、こういったいろんな要因があって虐待になってしまう。そういった親御さんをどうサポートしていくかをよく考えています。

親を諦める

大瀧　お母さんも自分の親から育てられているということになっているけれど、親を憎んでいるお母さんもいて、「私はこんな親に育てられたから」と言っていたのが、何年かしたら「おばあちゃん（自分の親）も大変だったんだな」といった話が出てくるんですよね。だから「だいぶ許せるようになったんだな」というのを感じながら、憎いものは憎いけれど、少し懐が深くなって、ああ、お母さんの顔になってきたなと感じるんですよね。要するに、子どもを育てていくと発達していくんだなというのをつくづく感じます。発達は終わらないというか、完成形がないというか、ずっとそうやって人間として豊かになっていく、そんな感じがします。ただ一方で、なかなか変わらない人もいます。子どものほうが実は柔らかくて、お母さんの特性のほうがとても濃くて、「あなた、あの親御さんのもとでよくここまで育ってきたね」と子どもに言いたいくらいのケースもあります。なかなか難しくて、どうしても子ども中心で見ていくしかないかなというケースもありますが、その辺は杉村先生いかがでしょうか？

杉村　年齢にもよりますけれども、子どもが親御さんから受けてきたものを出せる場所になったりとか、もっと言うと、思春期を超えて、親を諦めていくという段階になっていくのかなと。大変なこともあったけど、何とかここで相談しながら巣立っていくのを支えるといいますか。家庭のことで外に出せないことを心の中で消化して、嫌なことがあっても今度あそこで話そうという形で、吐き出す場所になりながら、親から無事に巣立つようにしていく。別に親の悪口を言ったり否定はしないんですけど——先ほどお話があったように、それをしてしまうと本人の成長にかえってよくないと思います——話を聞きながら、その子にとっては大変だったけれども親は親なりにいろいろ思いがあったのかな、というところに行き着いてくれればいいかなと思いながら、その間のバランスをとっていくようなイメージです。

大瀧　子どもが成長してきて、親御さんのことを的確に表現するようになります。「あの人はこういうところがこうなんで、私はこういうところで被害を受けたんだけど、あの人はあの人なりにこうなんですよね」みたいなことを言ってくれる子がいて、「もうあなた、やっていけるよね」と思います。そこまで育ってきてくれるといいなと。だから、親御さんに引っ張られすぎて、親御さんを何とかしなきゃいけないと振り回されちゃうと、子どもの本来もっている力を過小評価してしまう。逆に、子どものほうを見て「あなた、もう早く親を諦めて」とやりすぎてしまうと、今度は子どもが参ってしまう。その辺の見極めが難しいかなと思います。先生方もそうだと思いますが、自分の生育歴がどうしても関わってきて、僕はあまり母親と相性がよくなかったので、親を諦めるほうに行きたがるんですよね。そうすると、カウンセラーが引き留めてくれて、「ちょっと先生、まだダメですよ」「またやっちゃってるね」みたいな(笑)。どうしても自分の生育歴が引っ張るところあるんですけど、伊室先生、いかがですか？

伊室　僕も「早く諦めたほうがいいよ」というのはよくやります。私事なんですが、僕の父が昨日亡くなったんです。とうに離婚していたんですけども、お父さんが眼科医で、お母さんが内科医の医者夫婦だったんです。兄貴と昨日夜中電話で話していたんですが、お父さんは昔から一方的に怒るばかりの昭和の父親で、僕もよく怒られたり、殴られたりしていました。中学生高校生ぐらいからほとんど疎通はなくて、でも頑固に一人で生きてきたお父さんです。両親は離婚しちゃったんですけど、自分の父親像はやばいなと思っていたんです。でも、自分が結婚して、幸いなことに妻が温かい家庭で育った人だったんです。結婚して、普通の家庭では食卓でその日の出来事とか会話するんだと――意外に僕は「ばあや」に育てられてきたんです――自分の結婚した妻の家庭を見て、これがモデルだなと実感して、その辺からよりニュートラルに見られるようになりました。親から虐げられてきた子が初めて受診した時に、子どもが「ずっとお母さんがしんどいしんどいと言っているから、僕、高校生になるまで、しんどいって言えなかったんです」と泣いていたことがありました。すごく大変だなと思ったけれども、やっぱりそういう親は親で一生懸命やってきているんです。「そりゃもう、そんな親はちょっと無理だよね」というふうにはならない。自分の経験で、そういうバランスはとれるようになったかなと感じますね。

杉村　うちの父親は昭和で、殴られたりもしました。僕にも問題があったんですけど、家から閉め出されたりとか（笑）。雷親父みたいな感じなんですけど、一方で愛情豊かな人だというのは、今じゃなく当時から思っていました。嫌だったことはないんですけど、ただ、大学に行く時には絶対実家から出るというのを自分で決めていたので、地元の大学は一つも受けず、それをモチベーションに受験勉強していたぐらいです。なので、親を諦めるというのが悪い意味だとは思っていないんです。親と心理的な距離がとれるようになって、諦めさせていくというスタンス自体は、いい意味でやれればいいと思っています。ただ、それを阻害してしまうお母さんがしばしばいるじゃないですか。子どもの不安を刺激したりして離れられなくするお母さん。子どもが無事に巣立てるように、今度は親をどうサポートするか、親離れ・子離れをどうサポートするか、を考えますね。

大瀧　今日お話をお伺いして、親子ともども大変な中で我々のもとへやってくるということなのかなと思います。先生方のお話の共通項というか、子どもを見て、そして親を見て、両方を見ていくという視点は、児童精神科では非常に重要です。そのためにとても労力を使うことになるわけですが、学校や児童相談所、福祉など外との連携、これらすべて重要です。親を支えるという点では、なかなか医療だけでは難しいし、我々の手を離れた後もどうやったら支えられるのか、これも考えていかなきゃいけないということを今日教えていただき、とても有意義なお話ができたんじゃないかなと思います。それぞれ感想をいただけますでしょうか？

伊室　親であることの難しさというのは、子どもを見ていると親も一緒になってくるし、今の親像の変化もすごくあると思います。このあたりを今日整理できてよかったかなと思います。

杉村　大学病院とか大きい病院にいる時は、医局で皆でこういう話をよくしていたように思います。でもクリニックをやっていると、なかなかこういう話をする機会は少なくなって、だんだん独りよがりになってしまうので、時々こういう機会があるといいなと感じました。

大瀧　今日は本当にありがとうございました。

エッセイ

天職

かずおメンタルクリニック院長
大瀧和男　Otaki Kazuo

子どもの頃、私は加山雄三になろうと思っていた。子どもと言っても中学三年生である。息子が二、三歳の頃、大人になったらウルトラマンになると言っていたが、それと同列の思いであって、決して加山雄三のようになりたいわけではなく、加山雄三になると思っていたのである。まったくあきれた話である。

加山雄三というのは、小学生時代の私にとっては桁外れの憧れの存在であった。彼は上原謙という戦前戦後を代表する二枚目俳優の息子で、慶應大学法学部を卒業すると東宝へ入社し、映画・若大将シリーズで一躍脚光を浴びた。『エレキの若大将』の挿入歌『君といつまでも』が大ヒットし、国民的俳優兼歌手となった。来日したビートルズと彼が会見したと聞くとビートルズを聴きまくり、モズライトという彼の使うエレキギターを模して作った似非ギターを抱えて、六年生を送る会で彼の歌を歌った。彼が中学時代に小舟を手作りしたと聞いては、途中で頓挫したもののボート作りに挑戦した。『アルプスの若大将』を観るとスキー熱が高まり、親戚のお兄さんに無理を言って長野県の菅平高原に連れていってもらった。

中学に入っても、彼の動向を追いかけていた。私は密かに慶應高校を狙っていた。彼と同じコース、慶應高校、慶應大学法学部へと進めば、確実に加山になれると思っていた。本屋で慶應高校の入試対策本を読んでみると、高校一年レベルの問題が出ると書いてあった。

私は思案して、中学二年生の終わりの頃、親に掛け合って家庭教師をつけてもらった。高校に進んで遅れをとりたくないから今から高校の勉強をしたいと嘘をついた。慶應高校のケの字も出さなかった。大学生の家庭教師は、英語には赤尾の『英語の綜合的研究』を、数学は矢野の『解法のテクニック』をテキストに選んだ。家庭教師との相性はよく、二時間はあっという間だった。今思い返しても、勉強が楽しいと思えた唯一の経験だった。

三年生も後半になり、いよいよ志望校を絞る時期になった。私は意を決して、両親に慶應高校を受験したいと話した。父親はちょっと驚いた顔をしたが、母親はハッとした顔を急にゆるませてニヤニヤ笑った。「あんたねえ、慶應高校ってどこにあるか、わかってるの?」ときた。「日吉」と答えたが、それが実はどこにあるのかよくわかっていないことに気づいた。「どうやって通うの?」ときた。「電車で」と苦し紛れに言うと、「何時間かかると思う?」ときた。私は静岡県富士市に住んでいて、当時東海道新幹線の新富士駅はなく、東京方面へ進むには在来線で三島駅まで行って乗り換えねばならなかった。また一日の交通費がバカにならないことを知らされた。私は急に夢から醒めたようになった。

今にして思うと、二つの意識の間、というよりも現実と万能感たっぷりのファンタジーの間を行ったり来たりして生きていたようである。加山雄三になれないことを知っていながら、加山雄三になると頑なに信じていた、信じようとしていたのである。

私は地元の高校へ進み、紆余曲折の末に医学部を出た。最初は神経内科医を目指した。次いで脳外科医となった。それも長くは続かず、結局精神科医になった。実のところは、大学時代憧れの精神科教授がいた意中の診療科であった。

これまで臨床を通じていろんな子どもたちと出会ってきた。その中には、加山雄三になろうとした私のような子どももいる。私は、そんな子どもに眩しいような、照れくさいような心持ちで向かい合う。子どもの話を聞きながら、私は幼児になったり、少年になったり、青年になったり、大人になったりしながら、連想をつないでイメージを膨らませていく。時には昔の自分に重ねて、目の前の子どもにエールを送ってしまったりもする。自分の中の子どもと大人の間を目まぐるしく行ったり来たりしながら、子どもの実感を体感しようとするのである。子どもと大人が心に居て当たり前、と誰憚ることなく嘯くのが児童精神科医と心得ていて、そういう意味で私の天職なのだと思う。

ちなみに、私は現役の受験で慶應大学法学部を受けて合格をもらった。高校の友人が慶應大学法学部に進んだので、その年の初夏、東京三田の慶應キャンパスを案内してもらい、法学部の階段教室の上のほうで一緒に講義を聞かせてもらった。それでやっと加山雄三を卒業できたような気がした。

エッセイ

児童精神科医の役割について

発達心療クリニック理事長
杉村共英　Sugimura Tomohide

私は神奈川県で児童精神科のクリニックを営んでいます。

児童精神科は、現在では独立した診療科となってきましたが、以前は小児科出身で発達を専門とする医師と精神科出身でメンタルを専門とする医師で成り立っていました。

私は精神科医として診療する中で「もっと若いうちに助けがあったらよかったのに」と感じることが多く、児童精神科を専門とするようになりました。

私たちのクリニックでは、通院の上限を二〇歳までとしています。重い疾患や障害を持ち小児科で治療を受けた方も、大人になれば多くは内科での治療に移行します。精神科でも、子ども時代の治療がうまくいけば成人期までに治療を終えられるか、仮に通院継続が必要であっても一般精神科での治療が可能になると考えているためです。しかし、これを実現するためには医療者側にも努力や工夫が必要で、子どもの成長に伴って医療の役割が減るようにしていくことが欠かせません。

具体的には、学童期には子どもの不得手な部分や保護者の養育を支援し、青年期には両者の相談相手となるだけでなく、双方の想いを伝える通訳のような役割を担います。社会的養護を受けている子どもたちに対しては、最終的には退園に向けた準備を支援します。

このように年代ごとに役割を変えながら関わっていきますが、重要なことは主治医が〝最終的な〟唯一無二の理解者にならないことだと思います。

こう言われると、ずいぶんと冷たいなと感じる方もいるかもしれません。

もちろん子どもの味方になるべき時は寄り添い、時には保護者や養育者との間に立ち、本人にとって唯一の理解者として子どもを守ることは大切です。ただし、これをずっと続けるのではなく、徐々に自身や医療以外の支援で解決できるように導いていくことを目指しています。私たちはしょせん医療者ですから、他の診療科がそうであるように、困った時に利用する社会資源の一つになっていくのが望ましいと考えているのです。

これは私が成人の精神科出身であるからかもしれません。児童精神科医の中には一生相談相手であるべきだと考える方も多くいらっしゃいますし、どちらが正しいとか間違っていると論じるのは難しいでしょう。

精神科は「医学はサイエンスである」という視点から批判されることが多い診療科です。検査結果で明瞭に診断が決まることは稀で、受診先によって見立てが異なることも珍しくありません。これは扱う対象（人の心）が曖昧なものなのか、それとも見立てる医師の姿勢が曖昧なのか、私は両方だと考えています。そうした曖昧なものに無理に線引きをするのではなく、ありのままを許容することが精神科医のあるべき姿と考えているからです。

精神科受診の際には、医師や医院の理念や方針をしっかりと確認して、ご自身に合った相談先を見つけていただきたいと思います。

エッセイ

普通の精神療法

バークレーいむろ心のクリニック院長
伊室伸哉　Imuro Shinya

精神科を目指したのは大学二年の時。当時バブル経済の終わりでモノがあふれる中、ネパールに行ったのがきっかけです。そこで初めてウォシュレットもない素朴な生活や、冷蔵庫が普及しておらず、その日の食べ物はその日にさばく生活を体験しました。強烈だったのは、ガンジス川の源流の岸辺で亡骸を焼き、そのまま川に流してしまう光景を見た時でした。人は死ぬとリアルにどうなるか？医学生だった自分は解剖の実習は受けていましたが、とにかく衝撃でした。その後ブラブラしながら、亡くなって川に流されると浄化され輪廻転生するという話を聴き、空を見上げると巨大な真っ白な三角形に見えるヒマラヤの山があり、人知を超えた〝何か〟が確実にあると実感したことを覚えています。日本と比べればかなり質素な生活をしているネパール人はなぜかとても親日で、家に招いてもらったりして、とても過酷な日本での出稼ぎの話などを楽しそうにしてくれるのを聴き、本当に純粋な、まるで小学生の時に友人と会話していた感じを思い出しました。物もなく大変だけど幸せそうに生活をする彼らを見て、精神的な充実こそ大切なんだ、と確信したのが大きなきっかけです。

その後、卒業し、沖縄県の救急病院で初期研修した後、母校である川崎医科大学の精神科に入局しました。そこで人生の恩師である青木省三先生と出会います。最初、先生のシュライバー（診察時に横に座り書記をする実習）はとても不思議で「普通の会話」を延々と記載していく感じで、いつの間にか入院などが決まっていくわけです。学生も実習に来るのですが、青木先生の診察を見学し、「精神科では何とか療法とかしてないいんですか？」と質問され、「いや、精神療法というものがあってね」と当時の自分にはうまく答えられませんでした。実は今も「精神療法とは」という質問に答えられる自信がありません。とりわけ青木先生の診察は不思議で、誤解を恐れず言うなら〝その人のよい部分を最大限に生かす〟ような感じです。当然患者さんはとても困っているわけですが、精神症状がその人のすべてではなく、健康的なところやその人の素晴らしいところもあるわけです。闇の中にいる患者さんと光のあるほうに一緒に寄り添って歩んでいこうという感じでしょうか、いまだにうまく表現できません。

自分は運がよく（？）偶然借りたアパートが青木先生の自宅の前で、しばらくしてそれに気がつき、バス通勤の先生と職場の往復を自分の車でご一緒できる機会に恵まれました。四年間ほどその幸運が続き、精神科医になりたての自分にとって、日々の症例や雑談や先生の小さな頃の話や大変だった患者さんの話などは本当に貴重で、今思うと毎日教授を独占していたので教室の人から羨ましがられていたと思います。医局に入り「まず普通の精神療法を学びましょう」と言われ、「〇〇療法」などいろいろあるけれど基本をしっかり学ぼうという意味でとらえていました。先生の基本は、自分の解釈ですが「全人的に診ていく」という感じです。

その時、まさか今現在も「普通の精神療法」を勉強し続けるとは夢にも思っていませんでした。ある日先生が精神療法は「昔から同じことを繰り返しているんだね」と言われ、当時ピンとこなかったのですが、臨床を三〇年ほどやって今は実感できます。毎日患者さんの話を聴き、こういう症状があるんだ、と日々気づかされるわけですが、中井久夫先生の本など、先人達が書いているんですね。読んだ当時は気がつかなくても、実際診療の中で出てきて初めて書いてある意味がわかる。治療者の成長は経験でしかなしえないので、先人達の経験をどこまで実感として体験できるか、その繰り返しであると今は思っています。

もちろん疾患概念など変化していて、とりわけ社会や文化と密接している精神科においては、診断基準や治療や薬物療法は進化し続けているわけです。それに合わせて治療者も変化していかなければなりません。自分は九〇歳台の方から一桁の年齢まで診療していますが、基本は「普通の精神療法」です。患者さんの話を聴き、その困りごとにどう寄り添えるのか？　何ができるのか？　いつも試行錯誤しながらやっています。

特に児童思春期診療のリアルな経験を共有できる日本児童青年精神科・診療所連絡協議会（ＪａＳＣＡＰ－Ｃ）での、最前線で奮闘されている先生方との交流は本当に刺激的で勉強になります。教科書的な知識も大切ですが、刻々と変化する治療や社会環境を学びながら、精神科医になり最初に言われた「普通の精神療法」を学び続けているわけです。

4　発達障害のインフレーション

大嶋正浩×神尾陽子×原田剛志

大嶋　今日は「発達障害のインフレーション」というテーマで、神尾陽子先生と原田剛志先生という第一線でご活躍の先生に対談をしていただければということで企画いたしました。私は司会のメンタルクリニック・ダダの大嶋と申します。では、原田先生から自己紹介をしていただいて、次に神尾先生よろしくお願いいたします。

原田　福岡でパークサイドこころの発達クリニックという発達障害専門のクリニックをやっている原田です。開業して一三年経ちます。その前からずっと発達障害の臨床をやっているんですけど、最近は、学校場面でも、他のクリニックさんからの紹介でも「発障障害じゃないの？」と言われて紹介されるケースが増えています。私が開業した頃は「発達障害って何ですか？」というような感じだったんですけど、もう発達障害というイメージは一般にはかなり浸透してきていると思います。そういう呼ばれ方をする子について、どんなふうに接していったらいいのか、なぜ増えてきているのか、という話が今日できるかなと思います。

神尾　神尾陽子と申します。私は東京で神尾陽子クリニックを始めて五年目ぐらいですかね。私のところは本当に小さくて、医者は私だけ、心理士は二・五人という感じで、自由診療で一日数名、とにかくゆっくりとお話を聞くという形でやっています。発達障害しか見ないというふうには掲げていないのですが、ほとんど発達障害ではないかと言ってこられる方で、下は最近〇歳から、上は六〇代まで。大人の患者さんからは、子どもの時にこんなふうに感じていたんだということをたくさん教えていただいています。小さいお子さんの親御さんに長期的な見通し——専門用語で言う「予後」ではなくて——、ご本人は子どもの時こういうふうに感じて、成人になってこういう気持ちでいらっしゃるようですよ、ということもお伝えできるようにしたいなと思っています。よろしくお願いします。

大嶋　私ももう三〇年以上、大勢の子どもを外来で診てきました。最初に、こんな感じのクラスってあるよね、というものを話題提供の架空症例（クラス）として挙げさせてもらって、そこからお話に入っていってもらえればと思います。

二八人の小学三年生のあるクラスです。

国語の授業中ですが、ひろし君は、うろうろ教室の中を歩いています。和夫君はクラスの後ろで仰向けになって何かしゃべりながらブツブツやっています。達也君は机の上に自由帳を広げ、一生懸命細かい迷路を描いています。机の周りにはいろいろなものが散乱しています。後ろで寝転がっていた和夫君は大好きな支援の先生が来ると、むくっと起き上がり、先生にピタッとくっついて動き回ります。そんな子たちがいる一方で、先生の問いかけに対して勢いよく発言するどころか、先生が聞いていないことまで一生懸命しゃべってしまう京子さんがいます。時々、邪魔な男の子のほうをにらみます。

ひろし君は姉と弟の三人きょうだいです。姉は勉強ができ、難しい本が好きな小学五年生です。ひろし君と違い、多動傾向も忘れ物もなく、ぴしっと片づける子です。幼稚園に入る前から字の読み書きに興味を示し、年少では絵本を読んでいました。小学一年生支援級在籍の弟は、すばしっこく要領はいいのですが、言葉は一番遅く、衝動的で暴力も多い子でした。意味もなく友達を叩き、その子が反応してくれるのが嬉しいようで、周りが怒っても笑っています。お父さんに一番怒られたのはひろし君です。家では顔色を窺っています。

和夫君の家は、しつけにうるさい家でした。彼は、言葉は三歳ぐらいで二語文がやっと出るというように遅れが見られ、幼稚園では他児と遊ぶのが苦手で孤立しがちでした。支度や食事も遅く、いつも叱責されていました。目的もなくうろうろしており手がかかる子で、遊ぶというより怒られることでつながっていました。反対に、彼の妹はおとなしく誰とでも遊べる年長さんでした。ケンカもなく誰にでも丁寧に関わるしっかりした子でした。

達也君の幼児期は、マイペースで動きが多く、目を離すと迷子になっていました。幼稚園では他児と一緒にはしゃいだり走り回るようになりましたが、ルールのある遊びはよくわからずうろうろしていました。廃品工作と細かい絵が好きで、いつも黙々と何か描いていました。また、恐竜や働く車も大好きでした。妹は年中ですが、激しい人見知りが見られ、母親にいつもくっついていました。園でも母子の分離が難しく、やむをえず母親に教室に座っていてもらいました。それなのに、家ではあまり母にベタベタすることもなくマイペースに過ごしていました。

京子さんの兄も小学六年生でしっかり者です。他児ともよく遊び、皆からいい子だと言われ、本人も自信をもって楽しく皆を統率しているような感じでした。五年の終わり頃から、自分の容姿や人混みでの人の視線が急に気になりはじめ、六年のゴールデンウィーク明けから不登校となりました。この兄は、幼い頃から手がかからず、ぐずることのない、いい子でした。皆、不登校の理由がわかりません。もう一人兄がいて、この子はもう一四歳ですが、些細ないじめをきっかけに不登校になっています。

バランスのいい子は家族にも見当たりません。このようなクラス、家族は専門家には珍しくなく、穏やかなほうと言ってもいいと思われます。

大嶋　専門家の方々にはおなじみのクラス風景だと思いますが、この症例をもとにというか、先生たちの感想でも、意見でも、何かおっしゃっていただければと思います。

学校の要求に対する不適応と過剰適応

原田　学校場面で問題があるということで来られるお子さんは不登校になっていることが多いのですけど、学校でうまくいっていない、あるいは学校で要求されていることに応えられない、または、要求されていることには全部応えられているんだけど、いつの間にか学校に行けなくなってしまった、そういう二つの問題がお子さんの外来では多い感じがします。前者は、何らかの理由で学校でうまくやれない、例えば立ち歩き、授業にうまく参加できていない、勉強がよくわからない、学校で要求されていることが上手に十分こなせていないことで問題とされている、それが原因で学校に行きたくなくなっている、学校不適応のほうですよね。授業態度がよくない、勉強ができない、読み書きが難しいとかも含めて、不適応のタイプ。もう一つは、何でもできて、この症例の最後の京子さんみたいに、先生からも「いい子です」「しっかりしています」と言われている子で、皆のリーダーみたいな子が、だんだんあるいは急に学校に来られなくなって、「行きたいのに行けない」と言って不登校になるタイプ。おそらく後者は過剰適応なんですよね。過剰に頑張りすぎて疲れちゃうタイプ。つまり、大きく分けると、コミュニティの中でうまくいかなくて困っている不適応を起こした子と、過剰に頑張りすぎて疲弊してうつみたいなっちゃった子の二つのタイプに分かれるような感じがしています。

大嶋　今のことに関連していることでも、別のことでも、神尾先生いかがですか？

神尾　今原田先生がわかりやすく二つのタイプに分けてくださいました。今日大嶋先生が示してくださった症例の皆さんは、もしかしたら今まで相談に行ったこともないし、診断がついたこともない、ちょっと昔ならば、発達障害じゃないって言われていたかもしれないお子さんたちかなと思いました。原田先生のお話の「学校の要求」というのがキーワードになると思います。というのは、学校の先生方はADHDや自閉スペクトラム症の知識をおもちだけれど、子どもが頑張って何かできるようになったら、次にはこれもできるように、というふうに、エンドレスに子どもや保護者に要求をしがちです。親御さんも「こんなことで嫌がっていたら将来どうなるんだろう」と頑張れ頑張れと。家庭も学校も決して理解がないわけではないのですが、しなくてはならないことに押しつぶされて、モチベーションが枯渇してしまう子どもが多いのは残念です。だから、発達障害の症状が重くて相談に来るんじゃなくて、耐えられなくなった子どもたちの情緒の問題が受診理由の一つ。発達障害の診断や治療で解決するのではなく、特性と環境が合っていないために情緒不安定になっちゃったというケースです。そのお子さんは発達障害ということで診察に来ているけど、実際は不安がめちゃくちゃ強いといったところを、わりと見過ごされています。療育が増えてきて、学校で困ったことがあればトレーニングを始めるというケースが多くて、ちょっと困った方向だなと思います。子どもの過剰適応は、昔からある程度言われていたけれど、子どもが生真面目で忍耐強くて、はたからは想像を超えるレベルの——最近カモフラージュという言い方をしますよね——無理を続けていて、あるいは能力も高いから楽々できちゃったりするんです。できない子のお世話までして、スポーツも勉強も何でもできる「いい子」が、思春期になって、突然、不登校とか荒れちゃう。親はもう突然何か間違いが起きたように感じて、もとに戻ってほしいと思うんだけれど、本人に話を聞くと、いい子だった頃のことはまったく覚えていない、自意識がまったくなかったと話します。突然周囲が見えてきて、気持ち悪くなって感覚的に耐えられなくなったと。普通は徐々に自意識が芽生えていくものが、一部の子どもでは突然芽生える。それはもう強烈な違和感だと想像できます。感覚だからうまく説明できない。最近こういう人が多いかな。それでもなんとか必死で大学も出て、場合によっては素晴らしいお仕事もして、五〇、六〇歳になって来られる方もおられます。果てしなく能力が高くて、周囲が求めているものを完全に分析できてしまう、すごく努力して集中力を上げてやってもやっても、それは義務感とある種恐怖によるもので、自分が望むものじゃないと気づいた時に、虚しさ、生きている意味がない、もうどうでもいいみたいな気持ちに当然なりますよね。でも、一般人だったらそんなに頑張れないんだけど、果てしなく頑張れちゃうということも、やはり特性の一部というか。深刻な心身の不調和には親も学校も気づかない。二〇年くらい前なら、私などもうっかりしたらうまくいっているように思っちゃったかもしれません。診断をつけて解決する状態でもないのですが、安易に大丈夫だなんて言っちゃったら、もう本当に救いがないなと思って。やっぱり児童精神科医は不調が起きていることに感度を上げて丁寧に診ていかなければならない。そういう気持ちでお子さんやご家族に向き合っています。

発達障害の本当の問題とは

大嶋　今ゾクゾクしましたけども、一番大事なところに最初からボンと行って、すごい対談になりそうだなと。小児科で診ている、あるいはそういう発達障害の子の情緒面に意識が行っていない精神科医から見ていると、発達障害は、こういう表面的な、認知が悪くて不器用というところでしか見られないんですけど、実は、我々も長く見ていると、発達障害の子どもの問題のほとんどは、不安、情緒的な安心感のなさ、基本的な安心感の獲得の難しさ、相手とのちゃんとした距離やしっかりした愛着をもつのに、よくわからないままにだんだんズレていってしまって、今神尾先生がおっしゃったようなことになる子どもが非常に多いし、それが一番重いというか、たいへんな人生の苦しさを感じるという、これが本当に児童精神科医の一番気になっているところなんですね。意外と外に出すのは難しい内容なので、そこをズバッと、さすが本音の神尾先生、最初から切り込んでくださいましたけど、原田先生どうでしょうか？

原田　僕がその過剰適応の成れの果てです。大人が希望していることは何でもわかるんです。僕は小学二〜四年生ぐらいで、市の作文コンテストの金賞常連だったんですよね。なぜかと言うと、大人が二〜四年生に求めるもの、作文で書いてほしいことが全部わかるんですよ。それを書いたら、ズバッと金賞取っちゃうわけですしね。だから常に大人から要求されていることをやっていくので、学校の中でも先生のお気に入りになるし、頑張れ頑張れってなります。そういうことを大人に対ししてしていくのが、「子どもの学校での仕事」ぐらいに思っていました。

大嶋　先生が違和感を抱いたのはいつぐらいからですか？

原田　違和感を抱いたのは中学校に入ってからです。中学に入って、先ほど神尾先生がおっしゃったみたいに、それこそ突然気がついて全部嫌になりました。それで、はてさてどうしたものかと。最初に立てた計画が、とりあえず東大に行こうかと。東大に行けば、過剰適応も東大に行ったということで適応していることになるので、好き勝手なことができるかもって思いました。ところが、うちの親父が東大には絶対行かせないというもんだから、ここで決裂してグレちゃったんですよね（笑）。

大嶋　そこで次の案が出るところがすごいですね。だいたい次の案が出ずに、違和感とか、自分の気持ちが周りとつながっている感じがしなくて、いろいろしっくりいかなくて、周りのいろんな感情がグズグズして嫌なものや汚いものにも見えたり、自分自身のいろんな衝動をどう扱っていいかわからない、つまり深い感情を処理するのが実はあんまりうまくなくて、見えやすいものにうまく適応できちゃったという——実はこれもたぶん発達障害の一部だろうと思うんですけども——そういう能力がすごく高くて、一般で言われるような発達障害の診断基準に合わない子たち、神尾先生がおっしゃるように、私もいっぱいそういう子たちを診ています。早期幼児期には発達障害の特徴が一部ですがあった子で、三歳ぐらいから特徴が消失する子たちがいっぱいいるんですよね。その子たちに対して、気持ちの面を何とか安定させるように、愛着とかその子のそだちを何とかしたい、と思って接するんですけど、親御さんたちは、言葉がよく出て、幼稚園でうまく適用できればいいやという感じになっています。また、この子たちは幼稚園や小学校で、周りとうまくやれて、誰とでも友達になって、喧嘩しないんですよね。だからうちのクリニックでは、誰とでも友達になって誰とも喧嘩しない子は絶対発達のバランスが悪いから、喧嘩しない子は全部ピックアップしよう、というふうにスタッフ皆に言っています。ちゃんと人と深く絡める人はしっかり喧嘩するんですよね。それが幼稚園・保育園・小学校で喧嘩できない、ニコニコして誰からも好かれて、でも自分が本当に人とつながっている実感は乏しいので、思春期になったあたりで人とのつながりでひどく悩むという、たぶん神尾先生がおっしゃっているケースと似ていると思うんですが、そういう子がいっぱいいて苦労しています。どうしたらいいでしょうね？

神尾　原田先生すごいですね！　二、三歳の患者さんで、もう嫌で嫌でたまらないけれども、こうしておけば先生は怒らないと知って、こんなことを言った子がいるんですね。お母さんにはさすがに言えなくて、お母さんが人形を使って聞き出したんですけど、人形が「幼稚園行くのは嫌なの」って言ったら、その子が「僕だって嫌だよ。でもね、壁になっちゃうんだよ。壁になれば大丈夫だよ」って、四歳の子どもが言うんですよ。ＡＳＤの特性はあるぐらいの子ですけども、これほどわかっているんです。でも、その後、園を替えたら、ものすごく子どもらしくなりました。けど、そんなことができるって、もういじらしくて、大ショックです。私は原田先生と違って、権威的なものに対して常に反感をもっていて（笑）いまだにそれがあるので、不適応かもしれませんが楽しく過ごせているので、子どもたちにはそんなに我慢しなくていいよって心から言ってあげたいです。偉いなとは思いますけど、やりすぎないほうがいいですよと。親御さんは権威に反抗することには抵抗があって、普通からそれることが怖い、普通にこだわる方もいれば、そうは思わないけど普通から離れると悪いことが起きるんじゃないかという不安をおもちです。「普通なんてないですよ」と伝えて安心してもらうようにしています。実際に原田先生も就労されている方をいっぱい見てらっしゃるけど、企業のほうが合理的だから、上手に発達障害の人の能力を見つけてくださるでしょう。やっぱり企業だから合理的な発想をするけど、日本の学校は個々の児童生徒に合った教育効果という発想がなくて、もう権威主義そのものでしょう。反抗は許さないみたいな。学校の決めた普通から外れるなんてことはもう権威に対する反抗で、あってはならないと。いや、そんなことが通じるのはたかだか九年、それ以降はそんなことないですよ、と親御さんにはお伝えしていますけどね。一生、学校の論理で生きていくわけじゃなくて、世の中は広いんだから、と。日本の学校を諦めて、東京だとインターナショナルスクールがかなり多いんですよ。親は皆日本人というインターナシヨナルスクールもあって、外国と同じ単位でグローバルな人材を育てることを掲げて、少しカリキュラムがきついかもしれないけど、価値観は自由で、先生と対等で、子どもたちも気に入って行ったりしているので、日本の学校も価値観が変わればいいなと思いますね。今の社会の価値観はどんどん変わってきていて、日本の学校のそれとはすごく乖離があります。なんとかなりませんかね？

学校での問題の原因は大人の不安

大嶋　学校が学校文化をどうするか、若い先生たちはずいぶん変わってきてくださっていると思いますが、本音で子どもと付き合うのが皆下手になって、最初に原田先生がおっしゃったように、どうしてもかくあるべきというか、学校が子どもたちをこうしたい、ああしたいと変えていったり、結果主義——長い結果ではなくて目先の結果主義——のように、いいことをやればいい子、謝ればそれでＯＫというような、表面的なところだけに目が行きがちです。それよりも「それはつらいよね。あなたにとったら、それだけやれたらすごいけど、無理して頑張りすぎると疲れてしまうよね」というような、そういう当たり前の感覚を学校でどんどん出してもらえるといいんですけど、そうすると、どんどんいい子にならないので教育が失敗したと思いがちになるのが学校です。いい子を作らなきゃ、ちゃんとしなきゃいけないという枷を外してあげるのがいいと思います。やっぱり学校現場でも使えるような、子どもたちにこんな支援をしたらもっといいのになというのが、児童精神科医の発信で出せるといいと思うんですけど。神尾先生が出しているものもありますよね？

神尾　国立の研究所にいた時、東日本大震災があって、ＪａＳＣＡＰ－Ｃの先生方にもご協議いただいて、すでにある対応マニュアルのようなものをまとめてホームページにアップしましたが、国立系の研究所ということで学校からもアクセスしやすかったと思います。また国の研究費で共同執筆いたしました。原田先生にも執筆にご協力いただきました。他に、学校現場で先生方がメンタルヘルス教育に使えるプログラムも文科省や民間の研究費で二種類作成しました。一つは通級を想定したもの、もう一つは通常学級を想定したものです。今も当時の共同研究者の心理学者が全国の学校への実装を続けてくださっています。

大嶋　学校場面で親御さんあるいは学校の先生がこんなふうに子どもを見てくれたら、もっと子どもは楽になるのにな、というアイディアをそれぞれお聞かせいただけますか？

神尾　学校の先生で勉強熱心な人はいろいろ相談に来てくれますが、学校単位としてこうしてほしいと言っても、先生方個人ではどうしようもないところもありますよね。学校の先生に「こうして」と言うのは、外部から何を言ってるんだと反発を感じる人も多いようです。教育は教育の世界で完結しているので。そこで教育場面で使えるものをということで、ＡＭＥＤ（国立研究開発法人日本医療研究開発機構）の委託研究の一環で「心の健康発達・成長支援マニュアル」を原田先生にもご協力いただいて作成しました。それは研究代表機関の東邦大学のウェブサイトにアップされています（https://sanita-mentale.jp/support-manual.html ダウンロード可）。現状、どこまで浸透しているかわかりませんが、教師の方が子どもや親御さんに病院受診を勧めるだけでなく、この資料を使って安心できるように説明してもらえるといいかなと思います。

大嶋　原田先生、学校の先生に子どもたちの過去や混乱の本質を知ってもらうために工夫していることはありますでしょうか？

原田　うまくやれない先生のほとんどは、子どもたちが自分のことを馬鹿にしていると思っています。先生が不安なんですよ。うまくやれていない先生は「子どもになめられないように」「示しがつかない」とか言う先生がほとんどですよね。トレーニングはないけれどセンスでうまくやっている先生は、そこの不安が少ない、ビビらない、子どもたちを怖がってない人です。だから、子どもたちが自分のことを馬鹿にしているとか、発達障害はよくわからないと不安になっている人がうまくやれるように、そういう子たちについての取り扱いの仕方、「こうすると先生が楽になるよ」「子どもが言うことを聞くよ」というのを、先生個人と話ができる時は伝えるようにしています。

大嶋　地域ごとにどうやって先生たちに子どものことをわかってもらったり、視点をちょっと変えてもらったりするか、という工夫はとっても大事です。神尾先生いかがですか？

子どもの気持ち・意見を聞く

神尾　以前、先にお話ししたメンタルヘルス予防プログラムの研究をしていた時にご協力いただいた京都府のある地域での素晴らしい取り組みをご紹介します。思春期の心の問題をできるだけ事例化する前に予防したいという考えで、地域の保健・教育・福祉・医療が協力して、健康づくりの事業の一環として小学五年生の新学期に、心の健康調査を行い、結果を校内カンファレンスで検討し、一学期末の保護者面談で伝えて、事後支援について話し合うというシステムを作っておられました。健康調査票には日本人の標準値があり、客観的に評価しやすいSDQ（情緒、行動、多動、友達関係の四テーマについての二五項目のアンケートで、世界中で使用されている）を用い、子どもと保護者に回答してもらうそうです。平成二八（二〇一六）年度からニーズの時代的変化に伴って学校の定期健診が変わりました。ギョウ虫検査や座高測定もなくなって、家庭でのアンケートを任意に行えるようになりました。メンタルヘルスも入れてくれたらいいと思ったのですが、文科省のテンプレートには心の健康についてはスクールカウンセラーや精神科医の配置の記録欄しかないのです。この地域の取り組みはぜひ全国に広がってほしいです。この事例では、学校で道徳の時間などを使って子どもにメンタルヘルスについて考えさせているんです。面談時、親が「うまくいってます」と言ったとしても、子ども自身が

「心配事が多い」「不安で涙が出ちゃう」と答えているという事実を共有することで、地域の専門機関とつながりやすいそうです。親子で感じ方は違うので、「これがお子さんの心の叫びですよ」と結果を示せることが、親にはインパクトがあるようです。ＳＤＱは日本人標準値がウェブサイト（https://ddclinic.jp/SDQ/index.html）にアップされているので、他の学校でもぜひやってほしいなと思いますね。

大嶋　浜松でも二、三年やったことがあるのですが、意外とそういうアンケートで意味のあることがわかることがありますよね。すごく意味があったんだけど、二、三年で中止されました。学校風土や子どもの気持ちなどについて、子どもたちが二〇項目くらい、そして親御さん、先生、皆がそれぞれ回答して突き合わせるアンケートです。やっぱり子どもたちの気持ちを聞く機会を、学校場面でも、もちろん親御さんが聞くのもあってもいいんだけど、やっぱり親には日常一緒にいるとなかなか言いにくいこともあるので、第三者やそういう質問紙で聞くというのもあっていいですよね。

神尾　すごく大事ですよね。子どもの意見、気持ちを聞くためだけに授業の時間を取っていること自体がメッセージじゃないですか。

大嶋　子どもの意見を聞くという機会は、わざわざ作らないと意外とないなと思っています。不登校の子どもたち三〇〇人ぐらいが我々のフリースペースに登録していて、一〇ヵ所あって、一日実人数一二〇～一三〇人通っているんですけど、今動画のマガジンを作ってもらっています。思っていることは何を言ってもいいよと伝えると、友達への思いや昔のつらかったことなど、いろいろなものが動画で出てきています。子どもの本音なので、それを子どもがOKした場合には少しずつ見てもらうように計画しています。

神尾　個別に話を聞くだけではなく、他の子も同じことを思っているんだと共有する体験は、学校で取り組むべき教育ですよね。ぜひやってほしいと思います。

保健室・養護教諭の活用

原田　実はそういう場所は学校の中にもともとあったんですよ。それは保健室なんですよね。保健の先生のセンスがよければ、そういう子たちを集めてグループ療法みたいにやってくれていたんですよ。それを教務主任や教頭が「保健室にたまったらいかん」と言って、今一時間以上いたら排除するみたいになって、余計に機能しなくなって、さらに不登校が増えたと思います。保健室には――産業医もそうなんだけど――体の病気の人はほとんどいなくて、皆メンタル、だいたい発達特性なんですよ。でもその子たちを追い出して、結果的に学校に居場所がなくなっちゃっているんです。不登校を本当に減らしたいんだったら、保健室を子どもたちの不満が言える場所、共有できる場所としてもっと活用して、養護の先生も一人ではなくて二人入れたらいいと思うんです。ステップルームと保健室を一緒にすれば、学校側にたいした予算をつけなくても不登校の子どものケアができていくんじゃないかなと思うんですよね。

大嶋　問題があってもいいというようなゆるい感じがいいですよね。子ども食堂とかが流行ってきているのに、学校の中にそういうたむろできる場所がなかなかできない。だんだん先生たちも気がつくんじゃないかなというふうに期待はしているんですけどね。発達障害の子たちは増えていますけども、苦しまなければ別に発達のアンバランスがあったって構わないので、苦しくなくて楽しい発達のアンバランスの子たちが増えてくればいいかなと思います。地域の精神保健福祉に関して、神尾先生、学校の先生だけでなく、世の中がこう変わったらいいといった提言などありますか？

逃げ道や選択肢を用意する

神尾　地域での予防的取り組みで言えば、一次予防、二次予防、三次予防とある中で、ちょっと心がしんどい子のための保健室は二次予防ですよね。教室は元気な子が大多数だけど、二年後どうなっているかわからないです。だから子どもの気持ちを聞く、言ってもいいんだというメッセージは絶対子どもの心に響くから、一次予防と言えます。三次予防は個別で行う段階です。現実的に学校内でできる体制やマンパワーはないので、熱心な大学の研究者が来てやってくれるんだったら歓迎、というのが実状です。学校が外部に依存しないで続けていくためには、もっと予算が必要です。だいぶ前に文科省が「不登校のゴールは再登校じゃない」と明言しましたが、学校の先生はやっぱり学校に来させようとしますよね。先生の職場は学校だから、来なかったら何もできないし、生徒とつながることもできないから、来てほしいと思っちゃうのもわからないでもないですが。でも長い目で子どもに必要な教育を考えれば、フリースクール、オンラインなどいろんな形で学べるように選択肢が増えることも大切です。社会経験はアルバイトでもコミュニティ活動でもいいし、やっただけ単位やポイントがつくようになってくれたらいいなと思いますね。学校が合わないのにどうしても我慢しなきゃってなっちゃうと、敏感な子はPTSDになります。信頼していた先生にひどいことを言われたら、人への信頼が深く傷つき立ち直れないようなダメージを受けます。学校が生理的に合わない子を、ちゃんと逃がしてあげるというふうにしてほしいなと思いますね。

原田　中学校にも選択肢が欲しいですよね。小学校は不登校でもOKだけど、中学校では不登校は基本的に禁止だし、高校は通信制があるから選択肢はあるんだけど、中学校だけまったく選択肢がない、「公立中学に行け」だけなんですよね。だから中学校の選択肢が増えてくれるといいなと思います。僕、前々から、運動会もそうしてほしいなと思っています。希望者だけ参加。運動苦手な子も、埃っぽいの、うるさいのダメな子もいるから。中学は全部強制ですが、学校行事も部活も全部選択制になって、中学校時代の選択肢がもっと増えたらいいなと思っています。

大嶋　そうですよね。僕も運動会は自主不登校したり（笑）、そうして自分を守るということは大事です。

原田　僕は抜け出して隣の女子高の文化祭に行きました（笑）。

大嶋　いいですね。とても敏感で、四、五人の中でもたいへん、中学校の二〇、三〇人の中なんてたいへんすぎて、引きこもっている子も実際います。「いろんなトラウマになることを減らして、得意技を自分で実感してもらえれば、そしたら大人になったら、例えば車の免許さえ取れれば、あとプラスアルファ得意技で生きていけますよ」とか、そんな話をしています。発達障害の特徴は、その子を知って配慮するために必要だけど、当然障害として認識してその子を枠にはめるために必要なわけではないし、発達障害の子ってどんどん成長していきますよね。ガラガラ成長する。意外とまだ発達障害を見始めたばかりの専門家はこの成長のイメージがないのかもしれないですけど、我々からするとどんどん成長していくイメージがあります。たくさんいる発達障害の子たちの明るい未来について、先生方からお話しいただけると嬉しいんですけど。

子どものそだちを大人が邪魔しない

神尾　皆と違うことは容認できないと言って、オンラインやさまざまな補助ツールを認めないのは人権侵害だと思います。まさに今ベンチャーをやっている人たちは、特性を活かした人が多いでしょう。外資系の会社では、その人に合わせてリモートなど正社員でもさまざまな働き方をしている人がいっぱいいるわけです。決まった時間、満員電車に乗って会社に行って、この苦行に耐えられる心身をもたないと社会人になれないわけじゃないですよね。クリエイティブなものを発揮できればいいわけで、だからオンラインでディスカッションすることも未来に向けての立派な学びです。大人の偏見を減らして、学ぶ手段を多様にしてほしいですね。

大嶋　うちは自閉と言われる子を一歳半から見ているので、自閉傾向がガッチリあっても、半年〜一年すると、もうベタベタして、うるさいぐらい要求の多い子どもになって、自閉傾向、発達障害の子って人が好きなんですよね。学校でも一人でやっているから「この子、人が嫌いかな」と思うと、ちゃんとつながれる人が出てくると、すごいベタベタするし、要求も多くなるし、楽しそうな感じになります。そこをあまり信じていない世の中が不幸だなと思っています。

原田　かわいい子を無理やり強制的に型にはめてトラウマ体験にしちゃうから、事件が起こるんですよ。

大嶋　自発的にいろいろやりたいものが出てきます。自閉傾向の子たちの特徴として、周りから言われると構えるというか、頭がフリーズしやすいけれど、自分からワーッと出すと、意外に豊かなものを出せるので、そこを利用して、彼らに自由な空間や発想の場を作ってあげると、ずいぶん世の中変わるのかなと思いながら見ています。

原田　「それでもいいよ」という環境ですよね。

大嶋　いろんなことを試せる環境が、発達特性のある子ほど必要なんだろうなと思います。そろそろ時間なので、それぞれ何か読者にメッセージを。

神尾　多様性、ダイバーシティですよね。そういう意味では、発達障害が認知されて名前が「障害」になっているから、トレーニングや治療「すべきもの」という古い考え方がまだ残っています。もちろん治療でよくなる部分もあるけど、「治療してはいけない」、つまりその人の変えちゃいけない部分もありますよね。親も先生も、場合によっては医師も、よかれと思ってやりすぎちゃう。熱だったら皆熱を下げたいですよね。ですが、発達障害を深く理解すると、変えたほうがいい部分、変わらないし変えようとしてはいけない部分があることがわかります。やっぱりその子の大事なものが何かというところを理解する。子どもの権利――子どもは守るもの、指導するものだけじゃなくて――子どもと対等に、子どもの意見を聞くという意味で、医療だけじゃなく日本の社会全体が、子どもに優しい社会、皆に優しい社会になれるといいなと願っています。

原田　僕は発達障害の説明をする時、うちは必ず母子同席面接なので、本人にもお母さんにも言っているのが「発達障害はもちろん病気ではないんだけど、じゃあ何に近いかっていうと、体質です」と。例えば、花粉症。花粉症は体質だから基本的に治りません。花粉が飛んでいれば鼻水が出ます。努力して鼻水止められますか？　頑張ったら鼻水止まりますか？「止まりゃーせんのよ、そんなもの！」だけども、花粉の山から逃げたら、鼻水出ません。「逃げてはいけない、立ち向かわんといかん」と言ってスギの山に入っていく人はどうですか？　僕たちの社会・教育・支援・医療、そして親や先生がやっていくことは「立ち向かって克服しなくてもいい、生活を楽にしましょう」と本人たちに伝えること。あとはその周りにいる学校の先生たちに「花粉症と一緒で努力や愛じゃ変わらないよ」と伝えることが、今現場ですぐできることなのかなと思います。

大嶋　ありがとうございました。大勢の子どもたちが、先生方の今のご意見、少し逃げたり、あるいは周りが配慮して子どもに優しい社会になったりということによって、幸せになってくれればと思います。本当に今日はありがとうございました。

エッセイ

発達障害との四〇年

神尾陽子クリニック院長
神尾陽子　Kamio Yoko

私と発達障害との関わりは、医師としてのキャリアのほとんどの期間を通して現在まで続いている。偶然にも、発達障害者支援法施行前の二〇年と、施行後の二〇年と、わが国の発達障害をめぐって社会が大きく変わる時期を経験することができたというわけだ。さらに言えば、私が医学部を卒業したのは男女雇用機会均等法施行前、女性医師の割合は二割に満たない時期で、精神科でも女性は少数派であった。このことも発達障害女性の研究の遅れとその結果の診療の難しさと無関係ではないだろう。

私の精神科医としての経験は、京都、大阪での臨床がベースである。英国ロンドン、米国コネチカットで研究を学び、九州大学、東京小平にある国立精神・神経医療研究センター精神保健研究所では研究を本業とした。私が研修医だった頃の京都大学医学部付属病院精神神経科はまだ学生運動の名残が強く残っており、医局講座制は廃止、大学院はないという環境で、およそ一般的な研究の基礎を学ぶ機会はなかったが、患者さん主体の治療を大事にし、意味のない研究はするなということを徹底的に叩き込まれた。当時は神経心理学グループや、てんかん、精神病理学の勉強会がいくつかある中、まだ歴史の浅い児童精神医学は、私にも何か貢献できることがあるかもしれないと将来への可能性を感じる分野でたいへん魅力的であった。京都市児童福祉センター診療所時代に、療育施設や福祉施設を定期的に巡回訪問するという診察室の外での仕事を経験し、テキストに書かれている精神病理とその診療のイロハと、それをもちながら暮らす患者さんの生活との間に存在するとてつもない溝に衝撃を受けたのは今も鮮明に記憶している。パターナリズムに陥らないよう強く自戒するようになった。ロンドン留学時代は、ちょうど自閉症研究が生物学的な方向に飛躍し始める時期であり、そこでは一年にわたって実証的な論文読解やエビデンスに基づく発達障害医学・発達心理学の基礎を学ぶことができた。英国の実証主義のエッセンスに触れたことは、その後の私の進路に強く影響したに違いない。

前の勤務が国立系の精神保健研究所で、そこでは私史上最長の一〇年を少し超える時間を過ごした。着任当初は厚労省管轄、紆余曲折を経て国立研究開発法人と組織に変遷はあったが、直接間接に発達障害施策に関われたことはたいへん幸運なことであった。恵まれた研究生活の過程で出会った「社会実装」という考え方にも、研究だけでなく、臨床をするうえでも大きな影響を受けた。そもそも一九九九年のブタペスト宣言以降、「社会の中の科学、社会のための科学」が重視されるようになり、今日の研究では必ずと言っていいほど社会実装が要件とされている。発達障害に関する医学を含む諸科学を考える時、こうした社会実装という考え方がとても重要になってくる。このことは医学教育で学ぶことも なければ、診察室の中だけではその重要性に気づきにくい。教育、福祉など他領域の専門家や当事者を含む一般の人々との関わりを大事にする児童精神科医には、社会実装という視点はこれからますます重要になってくるだろう。

そして、今、私は個人クリニックという臨床の現場にいる。そもそも私にとっての研究は、自分自身が納得でき、自信をもって患者さんに説明できるエビデンスづくりであったので、その意味では原点回帰と言えるかもしれない。臨床家から研究者へ、そして再び臨床家へ、その行き来は決してなめらかではない。大きな段差があり、研究の進歩に今日の診療の枠組みが追いついていないことからくるさまざまなひずみに頭を抱える日々である。そこで私が選んだ道は、最新のエビデンスに基づき、できるだけ効果的な臨床実践、すなわち早期対応イコール予防医学的な診療を行うことである。保険診療内で行う標準治療それ自体は尊重しているけれども、メンタルヘルスに関しては、とりわけ発達障害に関しては早期対応が肝だと考えている。その結果、保険診療でカバーできない部分は、自由診療で行うことを選択した。自由診療と言っても、先進医療でも何でもない、海外ではガイドライン化されている標準的診療を行っているだけである。逆に言えば、こうした標準的診療を現行の保険診療の枠組みで行うことは現実的に難しいという現状を問題提起しようというのである。現状の診療支払いコストを超えて、一人の人の、また家族全体の時間というコストや心理的なコスト、そしてその人と関わる教育や福祉側のコストという視点に立って、どういう診療の在り方が適切でかつより経済的なのか、私自身の個人クリニックの実践を通して一石を投じたいという野望ももっている。

本来、医療は公的なものであるので、保険でカバーされるべきだと思う。エビデンスと診療報酬が対応することで、効果的な治療が保険でカバーされるという医療保険こそが発達障害やメンタルヘルスにはふさわしい。実際、米国やオーストラリアの保険の一部はそのスタイルである。

今回の座談会では、過剰な医療化とならないように適切な多領域支援になじむ医療の在り方はどのようなものかについて、何かしらヒントが得られればと期待している。

エッセイ

「発達障害は体質」という視点

パークサイドこころの発達クリニック院長
原田剛志　Harada Tsuyoshi

自己紹介代わりにいつもの診察スタイルを皆さんに紹介します。

私の勤めているクリニックは、発達障害専門クリニックですので、生きにくさを抱えてその生きにくさが発達障害に関連しているらしいと思う方が受診されます。その中には、発達障害の診断を受けたい人と、受けたくない人がいます。受けたい人は「自分の困り感に理由があった」という希望をもった人、診断されたくない人は「自分は診断を受けるような偏りはもっていない」と思いたい人です。診断されたくない人は、なぜか「診断されたら人生終わり」ぐらいの不安を抱えています。おそらく、診断がつくと「障害者として生きる」選択しかできないと思い込んでいるようです。ここでは、発達障害の診断がそれほど恐ろしいものではないという話をしようと思います。

発達障害という言葉は、私がクリニックを開いた一三年前よりずいぶん一般的にはなってきました。しかし、なぜか今でもＡＤＨＤは診断されてもいいが、ＡＳＤ（自閉スペクトラム症）は受け入れがたい話のようです。これは、なぜでしょうか。それは、ＡＤＨＤには症状を改善する薬が存在しますが、ＡＳＤの症状を軽減する薬はないと思われているのも一つの原因と考えられます。でも、これは大きな誤解が根底にあることを皆さんに知ってもらいたいのです。うっかりや衝動性を中心症状としたＡＤＨＤには、確かに症状を軽減する薬があります。しかし、ＡＳＤや診断基準をすべて満たさない、いわゆるグレーゾーンの人の困りごとにも、発達障害をあまり見ていない一般のクリニックには広がっていませんが、症状を軽くする対処方法や薬があります。

そもそもＡＳＤやグレーゾーンの人がもっている生きにくさが治療困難に見えるのは、自閉特性による症状と併存する精神疾患が混在しているからです。自閉特性で生活の邪魔になりやすい感覚過敏や勘違いと思い込み、こだわりや頑固さだけでなく、不安障害や強迫性障害が同時に存在していることが多いからです。困りごとがどの原因から起こっているかをごちゃ混ぜにしてしまうと、治るものも治りません。これらの困りごとがどの部分から起こっているのかを見つけ出してわかりやすく説明するのが、私たち児童精神科の仕事のスタートと言えます。このように、何が起こっているのかを説明してもらえて、どうやったらうまくいきやすいかという対処法を教えてもらえれば、ＡＳＤと診断されても、それほど恐れる必要はなくなります。

ＡＳＤ本体の症状を引き起こしている自閉特性は、病気ではありません。むしろ、花粉症や猫舌といった体質的なものと理解したほうがわかりやすいものです。花粉症は、花粉というアレルゲンに過剰に反応しやすい体質をもっていて、そこに花粉という刺激が与えられることで涙、鼻水、咳などの症状が出て生活しにくくなります。これと同じように、自閉特性をもっているということの感覚の過敏さ、不安の高さ、怖がり、勘違いや思い込みのしやすさに加え、理不尽な校則や人権を無視した担任、想定外の出来事、本人の能力を超えた課題、本人が不安になりやすい環境変化といった本人を不調にする出来事が起きた時に、さまざまな身体症状や不適応が出現します。ですから、自閉特性のある人が自分の状態をよくしようと思えば、花粉症の人が状態をよくしようとする時の行動が参考になります。花粉の時期はマスクや眼鏡を着用する、花粉症状を抑える抗アレルギー薬を服用する、花粉が多く漂う山の近くから花粉の少ない街中に引っ越す、などです。自閉特性をもっているお子さんが中学校に入って理不尽な校則や無理解な担任によって具合が悪くなった、不登校になったということがあれば、マスクや眼鏡をつけるのと同じように学校での過ごし方を変える、抗アレルギー薬を服用するように症状を軽減する薬を使ってみる、花粉の多い地域から転居するように理不尽な学校から転校する、などの対処法が可能です。

このように一般の精神科のお医者さんにはなかなか思いつかないような説明と対応方法を示すことができるのが、子どもの対人関係の専門家である児童精神科のお仕事です。「精神科」という名前に抵抗感はあるかもしれませんが、発達特性が心配だ、不登校になってしまった、などのお困りの点があれば、ぜひお近くの児童精神科医にご相談ください。

5　児童精神科医だってたいへん

大瀧和男×鬼頭有代×奥野正景

大瀧　本日は「児童精神科医だってたいへん」というテーマで座談会をさせていただきます。私は司会を務めます、愛知県豊橋市で平成一五（二〇〇三）年より児童精神科クリニックかずおメンタルクリニックを開業しております大瀧と言います。最近はかなり年齢が低いお子さんたちも見えていて、わりと幅広い年齢の子どもを診ているかなと思います。今日お集まりいただきましたお二人をご紹介します。まずは、鬼頭先生、自己紹介をしていただけますでしょうか？

鬼頭　私は大阪のJR吹田駅の駅前で平成一四（二〇〇二）年より有希クリニックを開設しています。一般の精神科として始めたのですが、子どもも診ますよ、というスタンスでやっているうちに児童思春期の患者さんが増えて、この頃の初診はほどんど子どもたちになっています。

よろしくお願いします。

大瀧　それでは、奥野先生、お願いいたします。

奥野　大阪府の三国丘こころのクリニックで、平成一九（二〇〇七）年より診療を行っています。うちの場合は、初診は一五歳未満にしていますので、ほとんどの方が小学生年代、あるいはそれより下の方です。市の児童相談所（児相）ができた時から嘱託医として行っておりますし、教育センターの嘱託医も何十年もしていますので、地域の状況にはわりと詳しいと思います。よろしくお願いします。

大瀧　本日は創作症例を一例出しまして、それを素材にして語り合いたいと思います。それでは症例を紹介させていただきます。

症例　ソウタ　小学四年生

ソウタが生まれた時には、両親はすでに離婚しており、母親がソウタを保育園に預けて働きながら育てた。父親はパチスロに嵌って、母親に内緒で多額の借金を重ねていた。出産をめぐる費用捻出の過程で借金の存在が明らかとなり、大きな諍いから離婚へ至った。

三歳児健診で多動を指摘されたソウタは、保育園でも、落ち着きがなく、他の子の遊んでいるおもちゃを勝手に取ってしまう、気に入らないと叩いてしまうなどと言われていた。保健師からは療育相談を受けるように勧められたが、仕事が忙しくて時間が取れないと断った。家では何かに夢中になると、耳が聞こえないような状態なので、いつも怒鳴るように叱らねばならなかった。年長になると、母親のスマホを勝手に持ち出して離さず、食事も風呂もそっちのけで動画に見入るので、毎晩スマホをめぐって大騒ぎのバトルになった。年長児にしては腕力があり、力づくで押さえ込まざるをえず、手が出てしまうこともしばしばだった。母親はソウタの言い回しや仕草が別れた夫にそっくりで、可愛く思えなかった。

小学校に上がると、担任から毎日のように連絡が入った。他児にちょっかいをかけてはケンカになる、授業中に大きな声で授業とは関係のない話をし出す、気に入らないと教室を出て屋外へ行ってしまうといった内容だった。仕事から帰るタイミングを狙った頻回の電話は、母親には耐えがたいものだった。ソウタを大声で怒鳴ったり外に閉め出したりしたために、近所からの通報で二度ほど警察が来たこともあった。

ソウタの学校での行状は、学年が上がるにつれてますますエスカレートしていった。四年生になると、若手の女性担任教師を小馬鹿にしたような態度をとった。興味のない授業では、椅子に座って隣の子にちょっかいを出しながらよそ事をしていることもあれば、床に寝そべってブツブツ独り言を呟いていることもあった。目に余るソウタの態度を注意したクラスメイトの脚を払って倒し、肩を打撲させた。学校から外に出ようとしたところを止めに入った男性教諭の顔面にグーパンチを浴びせ、鼻骨を折る怪我をさせてしまった。

小学校は、母親を呼び出して話し合いをもった。校長、教頭、学年主任、担任が出席した。担任はやればできる子だと思うが、取り組もうとしてくれないと話し、学年主任からは、これまでは伝えられていなかった数々のソウタの逸脱行為が母親に明かされた。校長は、ソウタがこうなってしまう事態を学校だけでは到底解決できないと考えるので、他からの力を借りたい、まず医療機関にかかってほしいと母親に話した。

校長からのたっての求めに応じて、児童精神科クリニックはソウタの受診を引き受けた。

大瀧　受診までの話で、実際の診察場面は語られていませんけれども、こういう外からの情報がいっぱい入って受診になるケースはあると思います。鬼頭先生、いかがでしょうか？

鬼頭　これから会うって感じですよね。うちの場合だと、予約してから会うまでの間に二週間から一ヵ月くらいかかるので、小さい時のことから結構詳しくお母さんに問診票を書いてもらっています。なので、これだけだとなかなかイメージが湧きにくくて、多動や粗暴行為が問題だとはわかりますが、小学校の一～四年生あたりの友達関係、いわゆる対人コミュニケーションの問題がちょっとわからないなという感じがします。

症例にみる地域差

大瀧　奥野先生いかがでしょうか？

奥野　この症例を見た時に、少し前の症例という感じがして、たぶん書いた先生は僕らより上の年代の先生だろうなと思ったんですよ。内容的に少し前によくあった症例というニュアンスがすごく感じられました。今だとこれと違った形で出てくることが多いです。私のクリニックに来られているケースでは、離婚している家庭が今ほとんどなので、特別珍しくない気がするのと、離婚に至る過程で大きな諍いが起こっていることも最近あまりなくて、わりと簡単に離婚するイメージです。三歳児健診で多動を指摘された場合、支援が入ることが多いので、こういうふうにスルーされるケースも最近は少ないかなと。お母さんが忙しくて時間が取れない家庭が結構多くて、特別なケースという感じはしないのと、近所からの通報で二回警察が来ているんですが、最近だと警察が来ると児相も来ることになるので、この段階で児相が入ることが多いのかなと思います。先生の顔面にグーパンチというのが、この学年だと結構難しいだろうと思います。それで鼻骨を折る怪我も、おそらくこういう場合は頭が当たるケースが多いのかなと。それから、お母さんを呼び出して話し合いをした時に校長と教頭と学年主任と担任で、専門性のある学校の支援コーディネーター、スクールカウンセラー、保健の先生やスクールソーシャルワーカー（SSW）が入っていないのも、少し前の症例なのかなと。もう一つ、校長からのたっての求めで受診というのも、そんなことはしなくても受診できるのかなと思いました。基本的にはお母さんが受診させないとたぶん受診にならないんだろうなと思います。

大瀧　地域で少し違うのかもしれません。まだ古いのかもしれないです。

奥野　ちょっと前の感じのイメージが強いですね。

大瀧　今奥野先生が言われたようなケースはうちの地域・地方ではまだ新しい感じで、まだこういうのが残っています。淡白になっちゃっているケースは増えてはきていますけど、結局、学校で困っているケースはわりとこういうケースです。

奥野　大阪の場合は、基本的に警察と児相が連携することになっているので、警察が行ったケースは児相とも共有されるシステムになっていると思います。

大瀧　確かに近所の人が通報というと、児相より、実際だいたい夜とかでしょうから警察かなと思うんですけど。

奥野　児相は基本的に二四時間対応ですよね。

大瀧　児相に直接近所の人が夜に通報することもあるのかな？　警察には結構あるんですよね。たぶんこっちではそうなっちゃうのかな。

鬼頭　関西エリアでは警察ではなくて児相ですね。お母さんが通報されたのは警察かもしれませんが。どちらにしても、この子は傷害事件を起こしてしまっているので、そういう意味では虐待プラス傷害案件ですね。

奥野　こういう場合に、起こった事象だけを捉えて傷害というのはあまりよくないと思うんですよ。そこに至る過程があって、弾みで起こることが多いので、この年齢の子が相手を怪我させようと思ってパンチすることはあまりなくて、相手に怪我をさせようと思ってするのは中学生ぐらいじゃないかなというふうに思います。

鬼頭　それでも、やられた方にしてみると……。

奥野　先生が制止した時に起こったことで、流れがあるはずです。

本人は何に困っているのか

大瀧　この症例、一応モデルがあるんですね。かなり重いケースではあるんですが。

鬼頭　四年生まで放っとかれちゃったというのが一番大きいですね。三歳児健診でチェックされて、入学して一、二年生もたいへんだったのに、四年になるまでお母さんが連れて行かなかったということで。

奥野　四年生で来てくれたら、まだ何とかなりそうな気はするけれども、これが中学生になってからだとなかなか難しいだろうなとは思います。中学生ぐらいになると自分の主張がだいぶ入ってくるので、受診して診察を受けてもらう中で、本人と疎通が取れる、共有できるところにもっていくのが結構たいへんです。三、四年生ぐらいまでに来てもらえたらなとは思います。もちろん就学前に来てもらって、就学前相談を受けて、学校できちんとした支援が入って、福祉のサポートも入って、という状況であれば違った結果が出ていたんだろうとは思います。

大瀧　まだ本人に会っていない状況ですけども、アセスメントしていく時に、どういう発達の特性をもっているのか、乳児期から幼児期の様子を確かめなければなりません。もう一つは、虐待というけど、トラウマがいつ頃からどういうふうに起こっているのかに注意していかなきゃいけないと思います。

奥野 私がこういうケースの場合に一番大事だと思うのは、結局これは周りの人が困って連れてきているんだけど、本人は何に困っているかというところに焦点を当てなければいけないと思うんですね。暴れる、怪我をさせるということで周りが困るんだけど、なんでそうなっているかが大事であって、子どもはどうしたいか——要するに、先生に怪我させて、本人は嬉しいのか、お母さんの言うことを聞かなくて、本人はそれが楽しいのかって言ったら、たぶんそうじゃないと思うので——そこに焦点を当てられるかどうかが一番のポイントだと思うんですね。だから、そこを治療者が本人と共有できるかどうかですね。我々が何に困っていて何をどうしようとしているのかを、本人にわかってもらえば。本人は、大人は皆自分のことを注意したり怒ったりするという受け止め方をしていて、自分の思っていることや行動の理由とかを誰も共感も共有もしてくれないと思っています。

大瀧 そうですね。初診が重要になってきますね。

奥野 そういう意味で、校長先生のたっての希望でという入り方がちょっと気になりますよね。

大瀧 今予約がいっぱいで、なかなか入らないんですよね。ただ、精神科学校医という立場になっているものですから、そういう枠で入れる形です。学校から「この子、これだけたいへんなんだけれども、見てもらえるか」という相談がきます。

鬼頭　「特別」の意味が二つあって、ペナルティとして学校から命令されたという意味ではなくて、大瀧先生のクリニックは混んでいるから、その枠に頼み込まれたという意味ですね。お母さんもこのままではいけないからというモチベーションが育っていて、受診を希望しているからという大前提があるのですね。

奥野　ただ普通に予約が入っても、こういったケースだったら優先して診ると思います。当然、誰かに怪我をさせる、自分が怪我をするというのが優先順位としては高いので、初診というか予約の段階である程度状況を聞いて、優先されるべき人だとは思います。ただ、期限を切って予約を取るという形では、こういう人たちはたぶん来ないですね。

大瀧　だから別枠になるんですよね。こういうケースは別枠で見ざるをえないというか。

奥野　某診療所の先生は、その別枠を自分の昼休みの時間にしていて、休み時間をなくして診ていました。私はそんなことはできないので（笑）。

大瀧　私も昼休みはほとんどないですよ。

鬼頭　予約の取り方は本当に頭の痛いところです。別枠もです。

奥野　病院に予約を入れて来る人は、患者さんの中ではエリートだと思うんですよ。そうじゃない人が世の中にはいっぱいいて、そういう人たちが児相のケースで上がってくるんですけれども、そういう人も優先して診ないといけない。たいへんだということは広く知られてほしいですね。

大瀧　そうですね。学校と児相からというのは結構多くて、別枠はすぐ埋まってしまうわけです。重いケースも来るので、なかなかたいへんです。ところで、このケースについて考えていくと、奥野先生が言われたように、この子の思いにどれだけ近づけるかだと思うんですけども、そのための工夫はありますか？

奥野　基本的に初診が大事で、時間をかけるべきだと思いますし、本人の話をまず聞かないといけないと思うんですよね。それができるかどうかでだいぶ違ってきます。要するに、周りの校長先生や担任の先生とは違って、ここは本人が何に困っているかを扱うところであって、何かをしたから来るとか、何かのペナルティで来るところではないと本人に理解してもらうのに時間をかける必要があると思います。だから、お話する時に本人を一人の人間として対等な立場で診察するのはすごく大事で、上からとか、本人に何かさせようとするみたいなニュアンスが出てしまうとうまくいかないんだろうなと。

子どもの気持ちを聞く、親のサポートも行う

大瀧　鬼頭先生いかがですか？

鬼頭　実際だいたいお母さんと来るのですが、同席にしたら本人は話さなくて、どうしてもお

母さんがバーッと話す形になってしまいます。うちではスタッフに別々で予診をしてもらうのですが、私の初診は時間的な問題から一緒になることが多いのです。思春期では別にするのですが、小学生くらいだと一緒になってしまいます。こういう問題の子はシラを切るところに私の視点が行ってしまうので、奥野先生のおっしゃるまずいパターンだなと思って聞いていました。ただ一方で、お母さんのこともきっちり聞くことがすごく必要だと思います。お母さんが孤独だったのだろうな、とか——母子家庭は多いですから、上手に福祉を使えば、そんなに窮せずにいけるのじゃないか、とか思うので——お母さんがここまで余裕がないのは気になりますし。通報されていますので、母がこの子に虐待的という見方もありますから、そこの部分も聞いておかないといけないと思います。四年生ですから、小学校のうちに親子関係を作り直すことが必要です。あとは大瀧先生がおっしゃったように、この子の発達的な面と、それから母子関係でのそだちの中でのトラウマが混在していると思うので、そこをきちんと聞いていかないといけないなという感じがしました。

大瀧 私のところでは、ケースによってですが、だいたい一時間、時間をとっていて、子どもと親で半分ずつです。三歳でも一人で入れる子はいるので、その場合は一人で入ってもらって、あとでお母さんと話をする感じです。話ができる子もいるし、なかなか話ができない子もいるんですけど、できるだけ一人でというふうにしています。できるだけ本人から引き出したいと思って聞いていくと、最初は出てこないんだけど、一五、二〇分するとポロポロっと出てきます。それを引き継ぎながら、お母さんの話を聞いていきます。三〇分話をすると、発達の問題とか、トラウマ的なものとか、想像なんだけど、ある程度見えてくるかなと思います。そのうえでお母さんに確かめていくんですけど、ただ鬼頭先生が言われたように、あまり下手に聞いていくと、お母さんには非難のように聞こえちゃうことがあるので、そこはかなり慎重にしていかないといけないなと気を遣いますね。特にこのトラウマや虐待などの問題が絡んでいると、お母さんのほうも警戒しているので、一回ではなかなか難しいなと思います。

奥野　先生のところみたいに三〇分はかけないですけど、基本的には本人に「一人でもお話できますか」って聞いたうえで「できる」って言った方は一人でまず話を聞いて、そのうえでお母さんに話を聞く時に、本人に「お母さんに話を聞いてもいいですか」と確認しますね。基本的に主体は子どもで、子どもに自分のために来ているということを意識してもらわないといけないので、もちろん当然お母さんのサポートはしていく必要があるし、お母さんの困り感、お母さんがもっている問題そのものも取り扱わないといけないんですけれども、あまりそちらに重点を置きすぎてしまうと、結局誰を見ているのかわからなくなってしまいます。若い先生を見ていると、この切り分けがうまくできていなくて、結局お母さんとの相談になってしまっているケースがあります。一般的にこういう症例を見た時、ＡＤＨＤや相手との問題と考えがちなんですけど、結構自閉スペクトラム症が絡んでいることが多いので、そこを見極めるためにも診察して本人と話をするのがすごく大事です。

ＡＤＨＤの背景にある自閉スペクトラム症を見逃さない

大瀧　奥野先生のおっしゃる通りで、こういうケースがどこかから回ってくる時には、だいたいＡＤＨＤとなっていますけれども、ＡＤＨＤメインであった試しがなくて、自閉スペクトラム症があって、プラスＡＤＨＤもしくは愛着的な問題で多動が出てきているケースですよね。

奥野　そうですね。だからＡＤＨＤ単独だとそこまでややこしくなることはあまりなくて、ＡＤＨＤと自閉スペクトラム症の場合は、切り替えが難しいし、引っかかったことがずっと残ってしまいます。もちろん社会性の問題が人間関係のところで影響してくるので、ややこしくなりやすいですよね。

大瀧　実はこのグーパンチというのは別のケースから取ったんですけど、背景にフラッシュバックがあるんですね。あとで聞いたら、先生が来た時にフラッシュバックが起きて、そこで手が出てしまったと。かなり話ができて、いろいろ聞いていく中でようやくそういった背景が語られます。自閉スペクトラム特性をもつ子どもたちは皆フラッシュバックがあると思っています。「こんなことある？」と聞いていくと、「ある」と。先ほど奥野先生が指摘された通り、この年齢でグーパンチって何かしらおかしいなという違和感は確かにそうなんですよね。

鬼頭　ちなみに、フラッシュバックはお母さんなのですか？

大瀧　お母さんだけじゃなくて、お父さんが手を出すことがあったみたいです。

鬼頭　お父さんは生まれる前に離婚されていますよね？

大瀧　これは別のケースの話で、あっ、お父さんでもないですね。そのお母さんが男性と付き合っていて、その男性が子どもに対して手が出ていたようで、そういう裏がやっぱりあるんですよね。

奥野　僕が麻痺しているのかもしれないですけど、そういうケースは結構多くて、ありがちだなと思うんですね。

大瀧　そのありがちというのが重要だと思うんですよ。

奥野　やっぱり一般の人はそういうことはないと思っていますが、実際は世の中ではいろんなことが起こっていますよね。

鬼頭　トラウマ的な体験のフラッシュバックという視点は、私たちにとってはすごく大事ですね。お母さんにとってもこの子を理解するうえで大事なポイントになると思います。場合によってはお母さんが加害者になったりしますが――過去にできてしまったトラウマをどうカバーしていけばいいかという治療目標を理解することに加え、今苦しんでいるだけでなく、今後も新しいトラウマを作ってしまいがちな子だということをお母さんが理解することがスタートという気がしますね。ペナルティで学校から行けと言われて来たというスタートであっても、本人の目標になると思いますし、お母さんの目標にもなります。

奥野　鬼頭先生の言われることももっともなのですが、実際問題としてトラウマを治療で扱って、それを改善するのは、かなり専門的にやらないと難しいですね。この人にとって一番初めに焦点を当てないといけないのは、周りの大人は基本的に敵じゃないと本人に理解してもらうことです。つまり、本人が生活している空間が、本人にとって安全で、保護されているというか、周りの人が本人に対して危害を加えるわけではなく、協力して本人を見守っている形を作ってあげるのがたぶん大事なんですね。学校の先生やお母さんだけで無理だったら、先ほどの福祉のサービスを入れるとか、あるいは訪問看護を入れるとかして、本人の状態を理解して、本人の思いに共感できるような大人を周りにたくさん置いてあげるというのが、治療戦略の中では一番やりやすいのではと思います。

鬼頭　専門的な治療についてはまるで時間が足りないので、私も現実的には奥野先生がおっしゃったようなアプローチになると思います。ただ、お母さんのこの子に対する理解は少し変わるのではないかと思いますし、先生たちの見る目も変わってくるかと思うので、トラウマというのはすごく大事なキーワードになると思います。

連携は「言うは易く行うは難し」

大瀧　うちではある程度アセスメントができた段階で、もし発達特性がベースにあれば、心理教育に力を入れています。そこで今鬼頭先生が言われたように、どういう特性があって、どういうふうな考え方、感じ方になっちゃうのかということを、かなり丁寧に心理教育して、「この子はこういうふうに思っちゃうんだ」「こういうふうに感じちゃうんだ」とわかっていただくと、見方が変わってくるんですね。ただ、学校は難しくて、先生たちが変わらないというよりも、一回そういうふうになっちゃった関係性はなかなか学校で変えられない感じがします。奥野先生、学校に対してのアプローチで、何かアドバイスはありますか？

奥野　やっぱり校長先生ですね。校長先生にどれだけ理解があるかで全然違います。校長先生のリーダーシップがあれば、学校はわりとうまくいきます。ただ、管理職の人がそれなりに理解しないといけないので、うちでは先ほど言ったように教育センターから働きかけてもらったり、児相も時には学校に行って説明してくれたりします。

大瀧　この頃、児相は若い人が多くて、負けちゃうんですよね。

奥野　児相はスタッフが一気に増えて、それぞれの人の担当ケースが少なくなってしまって、経験が蓄積していかないことに加え、共有ができなくなっているように思います。個々のスタッフの力はたぶん五年ぐらい前より落ちてしまって、これからという感じですね。嘱託で児相に行って、相談事例を扱う時に、以前だったら話が通じていたのが通じなくなっていて、苦労することがあります。

鬼頭　子どもたちに関わる機関はいろいろとできています。児相や教育センターは昔からありますが、発達支援センターもできましたし、さらに市役所に虐待案件が移行されて、市役所の家庭児童相談室などがあるのですけど、うちのエリアでは役割分担がもう一つ曖昧な感じで。なかなか風通しが悪くて、うちの相談員に連携してもらおうとしても、あまり慣れていない感じでうまくいかないという経験があって、もどかしいです。連携という言葉はいろんなところで言われていますし、今回私たちの診療報酬も加算されることになりましたが、名前がわかるだけではなく、チームとして動ける本当の連携は、これからだなという気がしています。

大瀧　そうですね。連携と言うのは簡単なんだけども、実際に子どもを中心に置いて、子どものために動けるかというと、なかなか難しいのかなと思います。特に学校では、捉え方、考え方が共有できないところがありますよね。人それぞれで、本当に子どものことをよく理解できる先生もいらっしゃるんだけれども、やっぱり外に表れる行動やパフォーマンスで評価していて、内面がどうなのかが全然見えていないこともあります。高機能の子どもはカモフラージュしちゃうと全然わからない、わかってもらえない、「ちゃんとやってますよ」と言われてしまって、この子の苦しみには全然届かないんです。もどかしい限りです。先生方はどうですか？

奥野　学校との考え方の違いは当然あると考えています。学校は何のためにあるのかというところから考えると、学校には学校としての機能や目的があって、先生はそれに沿って行動するので、その行動論理や基準が、私たちが子どもたちを扱う時の考え方や論理とは嚙み合わないところがあるんですね。ある研究で専門家に一時間半くらいインタビューして、その中で教育関係との連携について伺うと、結構苦労されている、なかなか難しいというところが出てくるので、根本的なところが違って、その違いを両者が認識しておかないと、うまくコミュニケーションが取れないんだろうなと思います。教育センターも、スタッフは心理士さん以外に元学校の先生もおられるので、もともとの立場が異なり、微妙に考えが違っていて、どんなメンバーなのかによってだいぶ変わってきますね。

家庭への福祉的なサポートを考える

大瀧　今いろいろなお話が出てきたんですけど、実際このケースを扱っていく時に、具体的にどんなことができるんでしょうか？

奥野　一つは、この子は今学童保育に行っていると思うんですよ。学童保育もハードルがあるので、放デイ（放課後等デイサービス）が使えるなら使うし、特別児童扶養手当がもらえるならもらってあげたほうがいいだろうし、アウトリーチとして訪問看護を支援として入れてあげたらいいのかなと思います。当然のことながら、そこに至るまでに心理アセスメントはしたうえで、必要であれば薬物療法も含めて行います。病院でも本人に対して心理支援を行うことはもちろんできますけれども、お母さんがどういった頻度で通院できるかも影響してくるので、そういう意味でも児童扶養手当はあったほうがいいのかなと思います。

大瀧　鬼頭先生はいかがですか？

鬼頭　まずはこのお母さんの経済状況ですね。児童扶養手当の話が出ましたけど、経済的な問題は生活保護で補うという方法もあるかと思います。すでに生活保護を受けながら働いている場合であれば、もうちょっと仕事を減らして、お子さんへの働きかけを増やすのも妥当ではないかと。あと、学校ではＡＤＨＤを疑うと「薬を飲ませたら」という話になりがちですので、スペクトラムの発達特性とトラウマも含めて、しっかりアセスメントをしないといけないと思います。奥野先生がおっしゃったような「安心・安全な環境」がすごく大事なので、学校が彼を理解して、安心できる場所になってほしいと。すぐには難しいとは思いますが、学童が協力的になってくれて、放デイもいいのかなと思います。でも、やはりお母さんが安心・安全な親になることが大事です。先ほどの経済的な面での余裕に加えて、実家が遠かったり、実家との関係が悪かったりというお母さんにはサポーターが必要ですよね。ペアレント・トレーニングという発想もありますけど、そういった環境調整が必要かなと思います。

奥野　学校にももうちょっと動いてもらわないといけないですね。先ほどの支援コーディネーターやスクールカウンセラーやＳＳＷがいれば、入ってもらったほうが話としてはまとまりやすいかなと。

鬼頭　ただ、そうすると関係者が多くなるわけで、関係者が多くなると連携がどんどん難しくなるという問題が出てきて、役割分担が難しいです。

奥野　ラップアラウンドといって、子どもを周囲で見守る人をできるだけたくさん置いたほうが安定しやすいと言われています。もともといる校長先生、教頭先生、学年主任の先生に加えて、学校で役に立ちそうな人をこの子のそばに置いておきたいところです。子どもの生活のほとんどは学校で、基本的に学校に行っている時間がものすごく長いので、そこに何らかの対応をしてあげたほうがいいのかなと。

大瀧　うちの場合だと学校コーディネーターがいまして、こういうケースだと学校に送り込むんですね。

鬼頭　先生のクリニックからですか？　それはどういう立場で行くのですか？

大瀧　こちらから、うちのスタッフが一度学校の様子を見たいから伺わせてくださいって、もちろんお母さんにも同意を取って、学校で本人がどんな様子か実際に見てみたいから行かせてくださいと。

鬼頭　ボランティアで行くのですか？

大瀧　基本的に報酬なしなんですが、今はお母さんを説得して、うちの法人の保育所等訪問事業を利用して行っています。この学校は問題をどう捉えているか、誰が役に立ってくれるかを見極めてもらって、狙いを定めてアプローチすることが多いかなと思います。このケースだと、できれば本人とお母さんに別々の心理士をつけてやっていきたいんですけど、そこまでの精神的な余裕があるのか、経済的な負担が可能なのかを考えた時に、やっぱり経済的な背景は見極めないといけないのかなと。そうなると、先ほど奥野先生が言われたような経済的な援助を検討してもらうことになりますね。お母さんに対してはケースワーカーがついて、ケースワークしていくというのはアリかなと思います。もちろん先生方が言われたように、本人をアセスメントして、本当は本人にアプローチをかけたいんですけど、どういう方法・方策がこの子には合うのか、実はどういうことを考えているのかということを周りを囲む大人たちと共有したいんですよね。

SSWへの期待

奥野　これはまたちょっと違う問題なんですけど、ここまではある程度方向性としてはおおまかには一致するじゃないですか。ところが、子どもを扱うクリニックはいっぱいあるんですけど、こういったケースになると「うちではこのケースはもうできることはないです」と言われてしまうのも一つの問題ですよね。

大瀧　それは聞きますね。

奥野　クリニックの力量というのがあって、そこは世の中には見えないですよね。

大瀧　紹介状をもって回ってきちゃうんです。

奥野　知っている人は先生のところにつなぐと思うんです。この問題をどうしたらいいのか……。

大瀧　あれもこれもといろいろ増えちゃうんですよね。トラウマ治療もそうなんだけど、やろうとすると、それはそれでたいへんになるし、心理士の人たちには申し訳ないんだけど。

鬼頭　大阪ではＳＳＷがわりと配置されるようになったので、クリニックから直に派遣しなくてもよくて、うちではＳＳＷさんが子どもを連れてくることが多くて、人によりますが、かなりフォローしてくれています。また、個人的に期待しているのは、通級が増えたことです。支援級を減らして通級を増やす流れがあって、小学校の通級を全学校に配置するという方向で、中学校の通級も増やそうとしています。高機能で、支援級までは使わずにいけそうなお子さんには、通級の先生が一対一で、当該校だと週に一回ぐらい対応してくれる体制が取れるので、そこは安心な場所になれそうな感じがします。スクールカウンセラーのようにいつ行けばいいかわからないというのと違って、通級ではこの時間は抜けて行きなさいという感じで、安定した時間が保障されていますので。

大瀧　うちの市だとＳＳＷさんは三人なんですね。三人いらっしゃって、その人たちが担当を分担して、かなりたいへんだと思うんですよね。

鬼頭　ＳＳＷがもっと必要だと、私たちからも言っていかないといけないですね。私はすごく助かっています。

大瀧　これからを考えた時に、ＳＳＷが外部から入って、学校を変えるというか、学校の環境をかなり風通しよくできるんじゃないかなという気はするんですよね。

鬼頭　経済的な面から言っても、SSWは市役所が派遣していますから、負担はないわけですね。それから学校から出て自宅までも行ってくれます。

大瀧　本日は、一つのケースを通していろいろお話を伺ってきました。その子はどういう子なのか、その子はどう思っているのかという、子どもに焦点を当てたアセスメント、そして、その子とつながりを作ることが大事だというお話がありました。それから経済的な問題を含めて、その子を取り巻くリソースを考えるという話も出てきましたけど、我々にできることは、ただ単に診察をすることだけではなくて、周りとのつながりや連携、力を合わせてやっていくということ、それこそが児童精神科医の仕事の本質なのかなと思います。だから、決して診察で終わらない。そこがたいへんだし、逆に言うとやりがいでもあるのかなと思いました。今日お二人の先生とお話をさせていただいて、力になったというか、勇気をいただきました。本当にいいお話を聞かせていただいたと思います。今日はありがとうございました。

エッセイ

自閉スペクトラム症と向き合って

有希クリニック院長
鬼頭有代　Kito Tomoyo

ちょうど一〇年前となる二〇一四年の夏、私は米国ノースカロライナの青い空の下で、心が震える経験をしました。それは、夏休みを使ったTEACCH自閉症プログラムの見学ツアーで、かの地の自閉症の方たちの穏やかな生活と柔らかな笑顔に出会い、日本の自閉症の方たちとの違いに驚くとともに、「私たちにはまだまだできることがある」という思いが湧き上がったことでした。ちょうど子育てを卒業した私にとって、これからの自分が目指すべきものが見えた時として、心に刻まれています。

私と自閉症との出会いは、大学医学部に入学したばかりの頃、少しでも医療の匂いに近づきたくて障害児医療研究会の一員として、医学部・看護専門部・教育学部の学生たちが企画する月一回の「発達教室」という場でした。それは、視線を合わせたり言葉を話したりすることなく走り回る自閉っ子を、ひたすら追いかけ、何とか遊ぼうと疲れ果てる体験でした。学生なりに少しでもよい会にしようと、勉強会で英語の論文と格闘してもまったく雲をつかむ状況で、専門課程に進む中であえなくリタイア、私の中では「放り投げた課題」となってしまいました。

精神科医となってからは、大学病院など総

合病院の精神科での仕事が面白く、また女性としての特性を活かしたくて児童精神に興味をもちましたが、当時は不登校の子どもやお母さんたちと日々格闘する状況でした。

三〇代での結婚・出産や転居もあり、キャリアを中断して子育て中心の数年間を過ごしたのにも、自分への行きづまり感がありました。ただそのおかげで、このままでは終われないという思いが膨らんできて、下の子の入学を機に二〇〇二年に「ゼロからの開業」で仕事を再スタートしたのです。それからは、仕事と育児の両立に悩む暇もない毎日でしたが、子どもたちとの経験は、私にとても大きな自信を与えてくれました。

クリニックでの仕事は、いろいろな面での変化がありました。この頃はちょうど発達障害への関心が広がってきた頃で、発達障害者支援法という法律ができたりして、「広汎性発達障害」とか「アスペルガー症候群」という新しい名前が使われるようになり、知的障害をもたない自閉症がクローズアップされてきました。この流れはまた、スペクトラムという新たな概念で束ねられ、二〇一〇年以降は「自閉スペクトラム症（ASD）」と呼ばれるようになるという、めまぐるしい変化がありました。こうした中で、診断や福祉サポートの利用を求めて、あるいはうつや不眠・不登校などの「問題」への医療を求めて、来院されたさまざまなASDの方たちと出会う毎日となりました。

それは、診断とそれに続くサポートに対する「医療」の限界とともに、自分自身の至らなさを感じるもどかしい経験であり、一方、児童精神科医となった自分にとって、正面から向かい合わねばならない課題と感じられたのです。ノースカロライナへの旅は、そんな思いの突破口を求めたものでした。

TEACCHプログラムは、自閉症の特性を「異文化」として捉え、その一生を地域ぐるみでサポートするシステムとして、米国ノースカロライナ州で一九六〇年代から実践されているものです。状況を理解することの苦手さを補う「構造化」の手法を用いることで、理解力とともに個性を伸ばす姿勢が評価されているもので、私が出会った人々の笑顔は、こうした環境で育まれていたのです。わが国でも、先達たちの実践はありながら、点が線にならない状況で、私自身も、「構造化」は重度の方たちへ手法で、外来では利用困難という印象から身を乗り出せない状況でした。

しかしそれからは、高機能領域にも広がる新しい手法を次々と発信してくれる情報源となってくれています。

ただ、いざ現実に行うには、一緒に働くスタッフを増やさねばならず、そのためには何よりも自分がもっといろいろなことを学ばねばなりませんでした。実際、私自身がTEACCHの一員と認められる（「公認臨床家」という資格を取らねばなりません）までに七年もの時間がかかりました。この間、ともに学ぶ仲間とともに放課後等児童デイサービスや大人の自立訓練などの福祉施設を立ち上げ、小さいながらも医療と福祉が連動できる体制を作ることができました。しかし一方、スタッフを育て組織を運営するというまた新しい課題に向き合うことになっており、この歳になってもやはり、まだまだ道半ばです。

エッセイ

子どもも診られる精神科医？

三国丘こころのクリニック院長
奥野正景　Okuno Masakage

私は大阪市立大学（現大阪公立大学）を卒業後、小児科と精神科を迷った挙句、精神科に入局しました。そこで、一年の臨床研修後、大学院に進学し（iPS細胞の山中先生とは大学院の同期です。研究室が違うのでお会いしたことはありませんが）、摂食障害の生物学的基盤の解明を目標として、神経科学分野の研究を行っていました。同時に、大学病院の主戦力として、思春期の摂食障害の入院患者さんの認知行動療法などの診療をしていました。

ある日の夜、実験棟から医局に向かい真っ暗な中歩いていると、突然、大学敷地内の道路で、中年のちょっとごついおじさんに話しかけられました。

「にいちゃん、にいちゃん、ちょっと教えてほしいんやけど……」

そのおじさんの後ろには半分隠れてくっついている、半泣きの小学生の女の子がいました。

「この子の飼っていた犬が、保健所に連れていかれてしまったらしいんや……」

どうやら、飼っていた犬が逃げ出してしまって、仕事から帰ってきたお父さんと一緒に探していたところ、保健所に連れていかれたのがわかったようです。

「保健所に行ってきたら、ここに連れていかれたって聞いたんやけど……どこに行けばいいんやろ」

ああ、なるほど、ピンときました。当時は、医学部生の授業で、保健所で捕獲した野良犬や猫の方々にご協力いただいていたのです。そのような方々は、動物舎という空調の管理された最新の快適な建物に集められていました。そこで、その親子を守衛室へ案内し、事情を説明して差し上げました。成り行きが気にはなりましたが、私は用事があったので親子を残して医局へ向かいました。

小一時間くらい経って、再び、実験棟へ戻ろうとしていると、ちょうど動物舎のドアが開くところでした。中からは守衛さんと先ほどのおじさんが話しながら出てきました。その横には、嬉しそうにしっぽを振りながら女の子を見上げる小さな雑種犬がいました。おじさんは女の子に「もう逃がしたらあかんで」と言い、女の子は大きくうなずいていました。

その後、無事に大学院を卒業、博士を取得。次の一年間、精神保健指定医を取るために措置入院や救急の入院診療を行っている大規模精神科病院に勤務したあと、堺市の三国丘病院に勤務することになりました。ここは、母校の第二代教授中修三先生が設立した病院で、当時の理事長は中研一ニューヨーク大学教授（ニューヨークに在住）でした。院長は、堺市立子どもリハビリテーションセンター長に栄転された長尾圭造先生から千頭孝史先生に変わったところでした。

この病院は、設立者の理念のもと開放的な精神科医療を目指し、地域のあらゆる年齢の精神保健も含めた外来診療を行っていました。

当時印象に残っていたのは、入院や通院している大人の患者さんの中には、小学生時代に不登校などで受診歴のある患者さんが少なからずおられたことです。そういう病院ですので、外来で子どもの診療などをするだけでなく、入院患者さんにも子どもの患者さんがおられました。入院中の中学生に窓の隙間から脱走されたり、高校女子の空手チャンピオンが病棟で暴れないかドキドキしたり、躁状態の男子高校生に「先生、X（JAPAN）のヒデに似ているな」と言われ、誰？と思ったりしながら診療をしていました。ちなみに、その男子高校生はいまや中年ですが、通院を継続し、リチウムの血中濃度を測りながらまじめに工場で働いています。温暖化の中、非常に高温になる過酷な仕事ですので、水分と塩分の補給を十分するよう説明しています。

勤務三年目、一九九六年夏に、堺市で病原性大腸菌O－157の集団発生が起こりました。長尾圭造先生から「教育委員会でメンタルヘルス活動をするから、先生も入れとくよ」と言われ、よくわからないまま参加しました。当時珍しかった災害後の子どものメンタルヘルス対応に従事し、非常に勉強になりました。詳細は文献などをご覧ください。

さて、その後、病院は外来患者が増加し、待合は年末の商店街のように混雑していたため、サテライトクリニックを二〇〇七年に開設しました。当初は、病院からの患者さんも何人か引き続き診療していたのですが、徐々に子どもの患者さんが増加し、現状初診患者さんは一五歳までとさせていただいています。それでも受診まで半年待ちとなり、適正水準は二ヵ月程度と考えていますので、年齢か地域で制限を入れるべきか、悩ましいところです。現在、通院患者さんの六五％は一五歳未満です。もともと子どもも診られる精神科医というスタンスでしたが、ここ一〇年くらいで子どもの受診者が増え、現在は子どもばかり診ている精神科医という状況です。最近は、関係機関から依頼されたグリ下キッズの対応なんかで初診枠確保に苦渋しています。

冒頭のお父さんと守衛さんが迅速に対応したことで、犬が助かっただけでなく女の子に大きな心の傷を残さずに済んだように、適切なタイミングで適切な対応ができる大人になるように心がけていきたいと思っています。

まとめ　「死にたい」「消えたい」という子どもたち

大髙一則×大嶋正浩×大瀧和男

大髙　今日は「死にたい」「消えたい」という子どもたち、というテーマについて話し合います。それでは自己紹介をお願いします。

大瀧　かずおメンタルクリニックの大瀧と申します。愛知県豊橋市で児童精神科クリニックを開業しています。今日はよろしくお願いします。

大嶋　メンタルクリニック・ダダの大嶋と申します。私は浜松市で児童精神科のクリニックをやっています。三人並んで漫才ではないんですけど、なんと三人合わせて臨床歴一二〇年を達成しました（笑）。ほぼ四〇年平均なんですけどね。そういう三人が、ちょっといろいろ自分たちが思っていることを話します。よろしくお願いいたします。

大髙　ご紹介が遅れました、司会の大髙クリニックの大髙です。名古屋で開業しています。日本児童青年精神科・診療所連絡協議会（ＪａＳＣＡＰ－Ｃ）という児童精神科のクリニックの会の会長をやっています。彼らも一緒に理事をやっている仲間です。それでは、早速始めたいと思います。「死にたい」「消えたい」という子どもたち、このテーマで創作した症例をまずは読み上げて、皆さんから意見を聞きたいと思います。

症例　ゆう子　中学二年生（初診時一四歳の女性）

ゆう子は一四歳の時に学校に行けないことを主訴に当院を初診した。ゆう子の家族は、仕事熱心であるが、ギャンブルにのめり込み育児・家事に関わろうとしない会社員の父親。幼い頃に両親が離婚し苦労して育ったため不安の高い母親。幼少期「自閉症」と診断され特別支援級（小五）に在籍している弟の四人家族。ゆう子は言葉の遅れや身体面の遅れもなく、三年保育の幼稚園では男女問わず友達も多く活発だった。小二時、体形を男子にからかわれ行きしぶりがみられた。小四になり、障害をもつ弟と一緒に登校することを同級生男子にからかわれた。

ゆう子が小六の春は、自閉症の弟のことで家が荒れていた。小三の弟は帰宅後すぐにゲームに夢中。思い通りにならないと自室で大声を出す。注意した母親と口ゲンカになる。その頃、帰宅した父親は、弟を力で押さえつけようとしてもめる。父・弟のケンカを止めようとする母親と三つ巴のケンカになる。最終的にはいつも両親のケンカになっていたという。ゆう子は小さい時から、そうしたケンカが始まると自室に閉じこもってケンカが収まるのを待っていた。家から飛び出していく母親が帰って来ないのではないかと不安がったことも多かった。小六の夏、腹痛が収まらず総合病院小児科を受診。検査と治療のため三ヵ月間入院した。最終的診断は「身体表現性障害」であった。

中一のクラスは荒れていた。親友もできたが、五月に「円形脱毛症」になる。治療のため、ガーゼとネットで登校するが、それを見た男子からからかいのメールが来る。学校を一ヵ月間休むこともあった。二学期は親友のおかげでどうにか登校する。中二のクラス替えでは親友と別のクラスになってしまう。朝起きられず立ちくらみもあり、小児科で「起立性調節障害（OD）」と診断される。その頃から学校は休みがち。学校に行っても教室で一人本を読んでいた。中二の二学期から適応指導教室に行き始めた。中二の一一月「食事を食べると吐いてしまう。学校に行けない」などを主訴に小児科からの紹介で当院を初診した。

とてもつらい状況なのに、面接中の応対は礼儀正しくとてもしっかりしており、ニコニコしている彼女のギャップが気になった。初診時、当院で行った心理テストではIQは標準であった。しかし知能検査の下位分類では言葉の能力は高いが、イメージ形成が苦手で、耳からの聴き取りが難しい等ばらつきがあった。

その後、治療過程で彼女からきたメールを載せる。

「調子のいい日と死ぬことしか考えられない日の繰り返し」「今日は死にたい日」「もう死のうかな」「イラストレーターになりたい夢だって調子のいい日は考えられるけど」「死にたい日は、死ぬことしか考えられない」「もうつらい」「頭の中が死にたいことしか考えられなくて、つらくて苦しい……」

大髙　この症例のことを一緒に考えながらやっていきたいと思います。大瀧先生、どうですか？

大瀧　そうですね。最後に出てきた「死にたい」「消えたい」という子どもさんはすごく多いですよね。本来この子がもっているものが、集団生活をする中でだんだん変わってくるというか、本来もっていた自分を失っていくというか、そういう危機感・不安感があるんじゃないかと思うんですね。生育歴の中で出てきたような、小さい時には、わりと皆と遊べて元気となっていますが、その時の危機感や不安感は、実際には大人には見えていない感じがします。距離は近いんだけど、周りが、一人ひとりが見えていないということなんじゃないかな？　それがだんだん集団生活に入っていく中で、軽いからかいやいじめがあって、この子にとってはそれは大きなトラウマと言えると思うんですけど、それを経て、だんだん人が見えるようになってきている……。

大髙　小三、小四で急に人が見えるようになって、すごく驚いたんだよね。急だからびっくりしちゃって。

大瀧　そこのところが大きな転換点じゃないかなと思います。だんだん人が見えてきて、怖くなっちゃった。それまでは、この子は、ある意味天真爛漫なところがあったけど、だんだん人が見えてきたら、えらく怖くなっちゃった、というのはあるんじゃないかな。こういうケースを時々見ます。

大髙　大嶋先生、どうですか？

大嶋　やっぱり同じようなところが引っかかりました。さまざまなケースを見ていると、天真爛漫というか、誰とでも、喧嘩もせずに、優しく遊べる子どもが、一番思春期で転んじゃう、ポキッときちゃう。もう四〇年も臨床をやっていると、そんなケースをいっぱい見ることになります。どちらかというと、問題がいっぱいあって思春期を迎えた子どもよりも、問題なく誰とでも付き合えるような子どもは一番重い状態になりやすい。だから意外と——大人は子どもが見えていないと大瀧先生が話しましたけど——そう見えない子どものことを大人が見ていないというのが、臨床では最も感じることですよね。なぜかというと、子どもがニコニコして誰とでも付き合う……大人がニコニコして誰とでも付き合えますか？　ニコニコして誰とでも付き合うのはかなり大変なことです。大人は子どもがニコニコ誰とでも付き合っていると安心しちゃって、「この子はいいね」と言うんだけど、そんな大人ですらできないことを、わがままで自分の感情がいっぱい溢れてコントロールが悪いはずの子どもができるというのは、異常事態だととらえるのが自然です。異常事態だととらえないと、こんなにも優しくてうまく立ち回れていた子どもが、なんでこんなにやれなくなっちゃったのかしら？　と思うんですけど、もう誰とでも付き合っていた時点で、かなり無理な苦労をしていて、その苦労がたたって学童期・思春期に問題が起きてきます。我々からすると、いつもその背景が見えて、残念で仕方がないという気がするんですけどね。

いい子じゃないと生きていけない?

大髙　「いい子じゃないと生きていけない」という言葉がある。彼女はそう思っていたんでしょうね。生きていけないということは、いい子じゃなくなったら死んでしまうということだから、やっぱり彼らが「死にたい」とか「消えたい」というのは、自分が守っている外面とか周りからの期待像を壊しちゃった時に……。

大嶋　いい子でないと生きていけないということもわかるんだけども、でもいい子であり続けられなくて、問題を起こして自分を出しちゃう。出しちゃったけど、捨てられるわけでもないし、親と終わりになっちゃうわけでもないし、自分は生き延びられるんだなと実感できて、やっと不安が取れてくる。そこを乗り越えて、自分のいろんな感情を出すということができないほど周りが怖い。だから、いい子になっているということです。自分の感情を出すことができないと大人が見ていかないと、結局は思春期になった時に、自分の感情が押し殺され、その感情が自分を責め、「自分はいないほうがいい、消えたほうがいい」と考えてしまうわけです。これは、そういう点では非常に重い症例だと思いますね。

大瀧　この症例は、弟さんが自閉症で、それが一つの自分にとっての大きな問題で、そうであってはならないと感じている。弟さんは自分をどんどん出している。両親もそれでケンカになっているのだから、自分は反面教師的に、そうあってはいけない、とどんどん作り込んでいっちゃったのかなと感じますね。だから、いい子という、弟とは違った形で自分を出して、作っていくことになって、本来もっている自分を全然出せない状況に陥っているんだと思います。

大髙 三人で臨床歴一二〇年というぐらいなので、子どもが問題行動を出すと、精神科医としてはしめしめと思いますよね。それが彼らの言葉だと思う。言葉のヘルプが出せないことが大きいのかなと思いますね。

身体化をどう考えるか

大瀧 それと、この症例に限りませんが、感情をうまく出せないことがあって、感情をしっかり体験的に感じていないというか。言葉はよく知っているんだけども、そこに体験的な裏打ちがないので、そこだけ概念的なものでまとっていて、寂しいとか悲しいとかつらいとか、体験として感じられていないように思います。だから、身体に出てしまう。本来だと、もう少し感情的なもので出して、そうすると当然だけどトラブルになる。それが自分の身体に、身体化という形で出してしまう。

大髙 身体と感情の関係はかなり近いと思っています。それが出せない時、例えば、怒り・悲しいなどの感情を抑えてしまうと、感情のない感覚、いわゆる解離になってしまう。現実のない空虚な感じ。それもまた苦しいので、例えば、リストカットをする、痛みを感じる、たくさん食べちゃう、高校生の女の子だと、不特定多数の人と性的関係をもってしまう——性的関係をもってはいけないとは思わないけど——、それらすべてが身体に関係しています。感情を抑えると、別の形で身体を感じて戻ろうとする。何らかの形で身体を感じようとすることは、治療的な意味があると思っているんですけどね。

大嶋　先ほどの誰とでも付き合えて自分を出せない子どもと比べると、自分を出せなくて身体の症状で出す子どもは、ある意味でちょっとマシなレベルです。だから、子どもが自分を出せないでニコニコしていることにも気がつかない大人、そしてまた子どもがいろいろと身体症状を出したのを意外と軽く思っている大人が多いのかなと感じます。どちらかと言うと、身体症状化している子どものほうが、ブツブツ文句を言っている子どもや「うるせえ、バカヤロウ」と言っている子どもよりよほど重症です。身体の症状で自分の気持ちをごまかしていると、先ほど大高先生が言ったように、本当に心が読めない、自分の心が見えない子どもになって、もっともっと問題がたまってしまいます。やっぱり身体症状化は、まあ出しただけ少しマシなので、そこから丁寧に「生きていくの大変だったんだね」と我々児童精神科医は関わります。でも、それをしないと、大人になった時に救われていかないんです。身体の症状が受け止められず流されて、いろいろ頭痛や腹痛の薬を出されるだけで、子どもは「あ、自分を出しても、こういうことが起きるだけなんだ」と思って、また蓋をするんですよね。そうすると、結果的には子どもは諦めてしまいます。先延ばしになって、もっと苦しくなってから爆発することになるので、身体症状化もぜひとも大事に扱ってもらいたいなと思います。

大髙　児童精神科をやっていると、やっぱり言葉にできないというか、もっと幼いと身体に症状が出やすいということをよく経験します。まず小さい子は、「お腹痛い」と言う時、彼らの中では身体全部で、頭が痛いのか、お腹が痛いのか、足が痛いのかわからないけど、全部「お腹痛い」となります。それがだんだん「頭が痛い」と言えるようになってきます。「頭が痛いから学校に行けないんだ」「起きられないから学校に行けないんだ」と話してくれる子どもたちが多い。身体化は一つのヘルプサインだと考えればいいということかな。

三歳の子どもの「死にたい」

大嶋　小学三、四、五年生で、いつも腹痛があった、ずっとゲームばっかりしていた子どもで、その後、言葉を使えるようになった時に、「ずっと死にたかったんだ」「生きている実感がなかったんだ」と言う子どもがすごく多いですよね。

大髙　大嶋先生の言うように、意外と小さい子どもたちが、ものすごく衝撃的に「死にたい」「消えちゃいたい」と言います。子どもたちはあとで言語化する時には、大人より幼い時のほうが体験が少ないからかな、劇的に「死にたい」「消えちゃいたい」と訴えることが多いです。僕はそれをあとで知るんだけど。

大瀧　大嶋先生が言われたように、子どもに「いつ頃からそう思っていたの？」と聞くと、意外に出てくるんですよ。本当に思わぬぐらい小さい、幼稚園の頃からとか。

大嶋　例えば三歳前後から振り返ると出てきます。「なんで俺を生んだんだ」とか「ずっと死にたくてしょうがないんだ」と言語化する、そんなことを言ったらまずいとだいたいの子どもはわかるんだけど、わからない抑制が効かないタイプの発達のバランスの悪い子どもは、ちゃんと三歳で「僕はもう死にたくてしょうがないんだ」「なんでこんな家にいるのかわからないんだ」と本音を訴えます。三歳の幼い子どもが「もう死にたくてしょうがない」「生きている意味がない」「生きていて何になるんだ」と訴えるのを、大人はスルーしちゃうんだけど、あれは本気なんですよね。

大髙　そこに「ＡＤＨＤです」と診断をつけて、お薬は三歳では使えないけど、困ったことになってしまうというか。素直な彼らの気持ちが「病気」になってしまって、親から「この子は障害をもっているんでしょうか？」と聞かれてしまいます。僕らは皆若干そういう特注をもっているからよくわかるんですよね。

大嶋　だから、いろんな段階で常にモヤモヤしたり、つらくなったり、諦めたりを繰り返して、小学五年生とか中学生くらいになって誰にでもわかる症状を出して、行きづまって、やっていけなくなって、不登校になったり自殺未遂したり……というふうになっているわけで、それまでに歴史があるということを意外と世間では言われない。すべてに歴史があるし、そんな簡単に「死にたい」というところまで行くはずないのに、皆その歴史をあまり考えない。古い児童精神科医からすると、心配な世の中だなという気がしますけどね。

「人といると疲れる」という子どもたち

大髙　学問的には、発達課題みたいな言い方をすると、三歳ぐらいに一つ壁があって、やっぱり広い意味での社会性が出てくると思うんです。そこでつまずいて、いろんな問題を起こす。次は六歳ぐらいの入学の時に、いわゆる社会性の課題というのかな、学校に入ってから問題を起こす子どももがいます。さらにそれから、一〇歳ぐらいにちょうど同性同年齢の仲間作りのところでつまずいて問題を起こします。それが先ほどの症例の子のように、過剰適応したまま中学に入って、もっとハードになって燃え尽きちゃう、疲れちゃう子もいるんじゃないかなと思っていて。

大瀧　そこのところが、だいぶごちゃごちゃになってきている感じがするんですよ。もともと三歳というのはすごく大事です。ただ、今はとても早い段階で社会化を要求されるわけです。一歳未満で保育園に入って、そうするとまだ中身が全然できていないうちに社会化が要求されてしまって、成長が間に合わないですよね。間に合わないんだけど、どんどん年齢とともに押し進められていって、小学校に入って……という悲しい体験になってしまいます。

大髙　コロナ禍になってから、小学校入学後の不登校がものすごい勢いで増えています。小さい時、特に〇～六歳までのそだちがめちゃくちゃになってきてしまっているように思います。子どもたちが育たないまま入学、というか、学校が成り立たなくなってきている感じがします。

大瀧　昔、例えば子どもが歩き始めて「公園デビュー」という言葉がありました。今は聞かないですよね。公園デビューについてお母さんたちに聞くと「人と会いたくない」と言います。だから結局チャンスがないんですよ。子どもは、お母さんが他のお母さんと話をしている姿を目撃しないので、人と関わるチャンスがないんですよね。チャンスがないうえに、ポンって放り出されるように保育園に入れられちゃうわけで、悲惨というか可哀想というか。

大髙　隣に誰が住んでいるかわからない、どんな人かわからない、殺人鬼かもしれないといった近所の中で生活しているわけです。時々お母さんたちと笑い話をするんだけど、昔「お出かけですか？」と聞かれて「ちょっとそこまで」と応えるやりとりがあった。聞いているほうも全然どこに行くか聞いているわけじゃないんです。今の子たちは「えっと、これからコンビニに行って」「いや、これからスーパーに行って」と応えるけど、そういう話じゃないんですよね。挨拶です。そういうつながりみたいなものがまったくなくて、「お出かけですか？」と聞かれると「余計なお世話だ」と。今、地域、隣近所は何をしているかわからない中で生活しています。

大嶋 人と一緒にどう存在していいかわからない子どもたちが多くなっています。だから、驚くなかれ、四、五歳から「人といると疲れる」と言います。「ちゃんとしていると疲れる」と訴えるので、「ああ、そうか、疲れるんだね」と聞いているんです。

大瀧 保育園に行って、元気のなくなった子がいて、聞いてみると「疲れる」とちゃんと言うんですよ。だから「そうだよね、疲れるよね」と応えます。

理性を伸ばす教育の弊害

大嶋 もっとひどいのは、保育園に入って、保育園で楽しく体験して、いい先生がいて優しくしてくれて人付き合いに慣れれば、それはギリギリいいけれど、ところが、保育園に一歳ぐらいから入っても、そこで一歳から一〇までの数字を教えられて書かされたりすることがあります。とにかく、親も先生たちも早くしっかりしたほうが人生にとってプラスだって、大きな勘違いをしています。言うなれば、理性に働きかけて理性を伸ばす教育をしているから、理性ではない感性の部分で我々は人と一緒にいるのに、〇、一歳台からずっとその感性を潰されて、しつけられるんです。「すみません」「ごめんなさい」と言える、しっかりいい子に育てようという。そういう子ほど人と付き合えなくなるんだけど、そこがもう全然通用しないんです。どうしたらいいですか？

大髙　僕らが「小さな大人」という、早く大人になって、言葉がちゃんと使える、子役タレントのような子どもが一番いい子どもみたいになっちゃっていますね。

大嶋　そういう勘違いがどこから起きてきたのか、その勘違いを正すことが、児童精神科医の目標かなと思っています。理性を伸ばされることは、本当にどこからどう切り取っても、子どもにとってプラスはありません。

大瀧　大方の人が、しっかりしてちゃんとしている子が正しいとたぶん思っています。だから、僕らがお母さん・お父さんたちと話をした時に嚙み合わないんですよね。最初、「何言ってんだ、この医者は」って。

大嶋　そう、遊ぶことだけやっていますからね。「遊んでてどうするんだ？　遊んでるだけで金を取るのか！」ってね。

大髙　子どもたちにとって、遊びはあくまでも仕事だしね。遊ぶ中でしか学ばないよね。

大瀧　でも遊べない子が年々増えています。心理職がプレイセラピー（遊戯療法）をしても、どう遊んでいいかわからないんです。心理職は「もう、そこからなんです」と言います。全然遊べないんです。それか、一人でおもちゃを出して一人で遊んでいます。

大髙　診察室で、子どもたちは放課後には鬼ごっこをするという。僕が小学校に訪問に行った時、校長室から校庭を見ていたら、小六の男の子が本当に鬼ごっこをやっているんですよ。他に遊びを知らないんです。鬼ごっこと、それからドッジボール。

大嶋　マシなほうだと思いますよ。小六でリカちゃん人形ぐらい、まだまだ（笑）。やっぱり経験がないと、遊ぶという感覚は育ちません。一番問題なのは、理性的であると、その裏には常に空しさや悲しさや死があって、そういうものを理性で覆い隠しているけれども、どんどんそれが膨らんでくるんですよね。それを今の社会はわかっていないので、怖いなあと思います。

大髙　今のところ、もう少し説明してもらえますか？

大瀧　理性が働いているということは、しっかり何でも物事を頭で理解して、感情では周りとつながっていないので、孤独なままだし、感情面で自分にOKと言われている感じがしません。理性的で、例えば課題解決ができると褒められるような子どもがいっぱいクリニックに来るけれども、そういう子たちはずっと「むなしかった」「寂しかった」「自分にとって何もいい記憶がない」というふうに言います。つまり、感情面でつながる経験をしない限り、人間は生きていていいという感じがしないですよね。

大髙　理性で「抱っこ」みたいなもの？

大嶋　そうですね。なんとなくグズグズ付き合っているという。それは、そこにいていいよというメッセージなので。そういうメッセージが乏しい世の中なんですね。できないといちゃいけない、できてこそいられるというメッセージ、これは生きていくプラスにはならないですよね。

大髙　今の人たちは皆焦っている。今ここにいちゃいけない、〇〇しなくちゃ、という。何かするto doじゃなくて、そのままでいていいよ、to beというメッセージを受け止める機会がなさすぎます。子どもたちだけでなく、大人もそうかもしれない。

大瀧　忙しいですよね。急かされる。何年生だからこれができないといけないというふうな形でしか評価されない。教育そのものがそうなっていますよね。まあ、昔からなんだけど。だから、先ほどの鬼ごっこにしても、追っかけてタッチして交代してみたいなことを楽しめるのは大事だけど、それは実は原型はお母さんとの間のつながりですよね。「いないいないばあ」に通ずるような。ところが、放課後や休み時間に遊びに行かないという話を子どもに聞くと「あんなかったるいことやらないよ」と言うわけですよ。もう頭で決めつけてしまっているんです。追っかけて鬼が交代するとか、そういうことの面白みが肌身で理解されていないんです。

勉強より遊びを

大髙　時々患者さんにお話するんだけど、のび太やジャイアンのドラえもんの世界では、大人がいなくて、後ろに土管がある空き地で子どもたちは遊んでいました。そこにジャイアンの妹みたいな子どもが連れてこられて、まだもっと幼い子どもだと、鬼ごっこで鬼が捕まえても意味がない、どうやってあいつらと一緒に遊ぼうかって、子どもの中で工夫する。「あいつは捕まえないようにしようぜ」とルールを作るんです。やっぱりそういう工夫、実際の遊びの中で子どもたちが自分たちで作ること、クリエイトしていくことが遊びの一番の原点です。学校の教育では、教わったそのまま、大嶋先生の言う理性もそうだけど、本当に修正が効かない。「こういうことになっております」と教わることだけが子どもたちにとって学習だと思っているから、自分たちで作ることができなくなっています。

大瀧 自閉的な傾向の強い子は、逆にお仕着せで、これはこうです、ああですと言われたほうが楽みたいで、だからフリーディスカッションなんて言われちゃうと、そこでパニックになります。昔は、遊びでルールがあっても、今日は小さい子がいるからルールを変えようとか、その場その場でいろいろな工夫ができたと思います。

大髙 自分の思い通りに行かない現実に、彼らが合わせていく、折り合いをつけるということ、それが社会性だと思います。〇～六歳の間に僕らは遊びの中で社会性を身につけたと思うんだけどね。遊びの中で彼らが学んでいく、それがないまま小学校に入るから、すごいことになっちゃうんじゃないかと思います。

大瀧 私たちはたぶん教えられたことがないんですよ。親に教えられたとか、あまりないんですよね。だから体験の中、親が誰か大人と話をしているのを聞いていて、「あー、そうなんだ」とか、いろいろな人を見て、そこから学んでいたんでしょうね。いろんな出会い、自分というよりも親が誰かと話をするとか、さまざまな交流を体験していることが重要だったと思います。今はそれがなくなってしまいました。

大嶋　アクティブラーニングみたいな、自分から周りを見ながら得ていくということですね。あと、こんな話をしていると聞いている人は誤解するかもしれないけど、すべて遊びでなければいかんというわけではなくて、遊びをいっぱいやれれば勉強してもいいよ、と（笑）。遊びをいっぱいやらずに勉強ばかりしているとたいへんなことになるよ、と言っているだけで、勉強はいけないとか、しつけがいけないというわけではなくて、勉強のほうが比重が重いと子どもは壊れちゃうよという話をしているだけです。体験が一番の勉強です。うちのクリニックでも、二、三人の集団で子どもたちは生き生きするんだけど、驚いたことに、二、三人の集団での活動が終わったあと、待合室にいる時に、もっと豊かにその二、三人がコラボして遊ぶんですよね。「あ、あまり大人が介入しないほうが彼らは工夫もするし、楽しめるんだ」と気づかされます。そういう時間が今減ってきてしまっていて、大人の目がありすぎることも問題で、子ども同士が楽しめる、子ども同士でいろんな経験ができる場面がないと、子どものそだちやつながりはうまくいかないんだなと、外来でつくづく感じました。

大高　僕らが子どもの頃は、親は忙しくて、子どもの面倒を見なかったから、子ども同士で工夫して遊んでいましたよね。親が知らないことがいっぱいあって、もう死ぬところだったとか危ない話がいっぱいあって、これはちょっと言えないぞ、ということがたくさんありましたよね。

大嶋 現代では仕方がないところもあるので、我々は工夫して昔風なところを臨床の中に取り込んでいます。一対一のカウンセリングや遊び、プレイセラピーでは遊びが展開しない子もいます。そういう子たちをどうしようと悩んで、同じような子どもを二、三人集めてみると、遊びが展開するんです。スタッフとの間でつながりにくいので、子ども同士の間でつながる、そのうち放っておいたほうがつながるようになります。最初はスタッフが全部介入したくなるんだけど、介入をやめようと言って、介入を減らしたら、どんどん展開するんです。親御さんもそれを見て喜ぶし、子ども同士、親御さん同士で連絡し合って、別の場面で遊ばせることも出てくるし、そういうふうにコラボすると一緒に遊べるというのを示すアクセラレーターを我々がやっている感じですね。

大瀧 結局それは昔あったことですよね？ ある程度お母さんとの関わりができると、近所の子と一緒に遊ばされます。お母さん同士の近所のつながりで子どもたちが遊ぶのが昔は自然でしたが、今そういう機会は難しいですね。

情緒的な豊かさの価値

大髙 今は経済状況とかで共働きの人が多く、子どもは保育園に行きます。そういう時の工夫はどういうふうにしていますか？

大瀧　僕らが今やっているのは、児童発達支援の場を作って、そこで実際にどういうふうに支援していったら、子どもはうまく育つのか、という実験しているようなものですよね。それを保育園など、子どものそだちの場に広めたいと考えています。うちでやれることなんて、本当に数人のグループです。だから、こういうふうにやると、子どもはこんなに豊かに育ちますよ、ということをなんとか広めたいと思っています。

大髙　それをどうやって皆に広げていくのがいいんでしょうね。

大嶋　この数年、浜松市では約四〇〇の保育園・幼稚園等の巡回相談を三つの機関で引き受けています。三つのうちの一つの機関として我々の法人が受けているのですが、たいへん厳しい園もあれば、「ああ、ここにいれば子どもは育つなあ、いいなあ」という園もあって、千差万別です。ところが、まずいのは、その厳しい園の子どもたちが小学校に入学すると評判がいいんですよね。しっかりしているし、字も書けるし、先生に喜ばれます。しかし、その先に行ってさまざまな精神的困難にぶつかるのですが。反対に、優しい先生方に受け止めてもらった園の子どもたちは、小学一年生では崩れることが多いんです。今の子どもたちは決して強くはないので、やっぱりその園と学校の連結をうまくやらないと、と思って、一生懸命流布しているんですけども、頑張ればよくなるという目先の信仰になかなか勝てないんです。でも、やっぱりそこをやっていかないと、子どもの将来がないので。

大瀧　それは今大嶋先生の言った通りで、せっかく児童発達支援で情緒的に豊かになっても、その情緒的な豊かさが学校の先生に理解されないんです。先生たちもそういう体験のない人たちが今教師になっているんだろうなと思うんだけど、「この子は○○ができません」という話になってしまいます。先ほどの急かされるということにつながるんだけど、すでにもっている豊かなものが全然評価されません。そういう部分が評価されていくと「あ、私、生きていてもいいいな」と思えるはずなんだけど、評価されないんです。結局は「生きていてもしょうがない」「消えたい」というところにつながってしまう気がします。

大髙 今日最初から言っている「子どもらしさ」みたいなことが、感性としてなかなか認められない。

大嶋 感情を恐れすぎているんですよね。感情を恐れすぎてはいけなくて、我々の中にはいろいろな理屈ではない激しい感情がある、我々も動物であるというところをちゃんと認識しないといけないと思います。動物であることを否定すると、あとで思春期や大人になった時に激しいコントロール不能な動物が出てきます（笑）。

大瀧 思春期というのはやっぱり動物なんですよね。だから個体として最終的に自立する、自分で食っていくための最後の爆発みたいなものなんです。だから、「思春期がありませんでした」となると、あとがどうなるかわかりません。ちゃんとした爆発にならないで不発、不発ときているから、思春期でたまりにたまっている状況をうまく評価されていかないと、結局は爆発してしまう。

大髙　感情面のこと、身体の成長、第二次性徴を含めて、コントロールなんてとてもできません。

大嶋　変な爆発の仕方が、世の中で起きているデートDVやDV、児童虐待、店先で興奮して暴れたり理不尽な文句をつけたりするクレーマーのような形です。だから、子どもを理性的にしっかりさせればさせるほど社会は荒れてすさんでいくと、我々からすると目に見えているんですよね。

大瀧　結局、子どもたちがつながっていると、思春期を経過する過程で、いろんなことが「こんなふうに変わってきちゃったけど、おまえはどうだ?」とか、そんなことをブツブツ話しながら、「あいつもそうだから、俺のこの身体の変化もしょうがないな」と受け入れられることもあります。ところが、今はそれがありません。ネットで調べたりで、体験的に直に触れ合って話をすることがないから、妙に頭でっかちになって、独りよがりに進んでいってしまうんです。

孤立する家族

大髙　子どもたち、小さい子もそうだけど、人の顔色を見て、相手を傷つけない、そして自分も傷つかないようにしていて、ギャングエイジが成り立たなくなりましたよね。同性同年齢の人たちが集まって悪さをする、大人に反抗するもの、とされていたけれど、逆に反抗できなくなっていますよね。

大瀧　たぶん大髙先生の名古屋でも同じだと思うんですけど、うちのクリニックにやってくる子どもの親御さん、両親の出身地が全然違うんですよ。「ご夫婦、どうやってお知り合いになったんですか?」と伺うと、だいたいインターネットを通じてです。だから、生身で近づいたというよりも、ネットで知り合って、じゃあ結婚しましょうというふうにして結ばれている人たちが多いんですよね。

大髙　それしかないから、本当に多くなってきましたね。

大瀧　そうなると、親戚はいないんですよ。豊橋という街にお互い来たんだけど、そこには全然親戚も身寄りもないから、その家族はもう孤立状態なんですよね。

大髙　孤立とは誰も思わないですよね。皆孤立しているから。

大瀧　ものすごく孤独なんですよね。先ほどの公園デビューなんかは、もうやりたくないと言います。親御さんはもちろん、子どもも交流のチャンスがないんです。

大髙　実際に診療している時に一番感じるのは、本当は子どものケアをしているんだけど、高度経済成長のまっただ中で育ってきた親御さんが子ども以上に充分なケアを受けていないということです。僕らから見ると、子どもさんより親世代に親子関係不全の人が増えてきたような気がします。

大瀧　高度経済成長の最後を経験した人たちがおじいちゃん・おばあちゃんですよ。共働きの忙しい状況の中で生まれてきた子たちが、今のお母さん・お父さんです。だから、今日話したような内容が入っていかないです。

大髙　僕らはもう四〇年臨床をやっているから、当たり前に共有し、話して通じる感覚をもつのは、時代的に同じような体験・経験をしていたし、それが僕らの共通感覚になっていると思うんだけど、今の親世代にはそういうものがなくなってきているんじゃないかと、危機感をもっています。

大嶋　単純にやっぱり楽しい経験とかつながった経験をするしか再生はありません。頭でわかったって、人は再生しませんから。だからお母さん・お父さんたちももっともっと楽しくつながってほしい。ただ、クリニックでは仕方なく、親の会や親の集まりを開いたり、あるいは地域でもそういう会がだんだん起こってきたり、つながるということを地域全体で考えていかないと。これは批判ではなく世の中の流れで仕方なかったと思うんですけど、教育の小学校・中学・高校の一二年間の中でつながる機会はいっぱいあったはずなのに、この親御さんたちが実際につながることはなかったんだなと感じます。だから、つながる・育むということをやっぱりもう一回社会全体が考えなければならないでしょうね。

大髙　「教育」の「育」の部分、「育てる」とか「育む」という部分ですね。

欧米・歴史にみる子ども観

大高　今の中学校の内申書を見ると、まず出席はちゃんとしていること、遅刻をしないこと、授業態度がいいこと、提出物をちゃんと出すこと、大人にとって都合のいい子ども、そういう子どもたちを期待されている。そういう子どもたちがいい子になっちゃうから、いい子はいい学校に行って、一流大学を出た人が会社に入って、正解を求めるようになります。

大嶋　どこかで情報が届いていないんです。実は、皆悪さをいっぱいしてきましたよね（笑）。悪さをいっぱいしてきたり、学校に行かない時期があったり、いろんな問題を起こしての今なんだけど、世間から見ると、医学部に行って医者になって普通にやっている、きっと頑張ってきたんでしょうねと思われるけど——その内実を話す機会があれば、いくらでもありますけど——どこかで情報が歪められているんです。だから、学校から出てくる情報も、いい成績がとれないといい方向に行けないし、生活できないという変な情報が入ってきているように思います。

大高　さすがに高度経済成長のあとで、だんだん子どもたちよりも親もわかるようになってきて、最近は今の内実の話を親御さんにすると納得してくれます。やっぱり教育がちょっと歪んできているというか、もう限界になっているように思います。

大嶋　児童精神科は、日本では発展しなくて、世界では一番遅れています。皆さんも知らないかもしれませんが、世界ではその国の子どもたちがうまく育つために児童精神科が大事にされたんですが、我々が弱かったという問題もあって、世界から見ると日本の児童精神科は冷遇されているニッチな分野です。だから、やっぱり我々が子どものそだちに対して声を発して、今の誤解された間違った情報を修正しないと、我々からみた情報をしっかり出していかないと、最近一二〇年経つと（笑）焦ってしまうんです。

大高　もともと日本は子どもを大切にする文化だと言われていました。児童精神科の勉強を始めると、やっぱり西洋の考え方が出てくる前までは、寺小屋にしても、どこにしても、子どもをすごく大事にしていたけれど、急に近代化されて、子どもを大事にする文化がどんどん失われてしまったんです。

大嶋　我々の勉強会で、世界の子育てというシンポジウムをやったことがあります。日本の江戸時代の子育てはめちゃくちゃいいんですよね。子どもたちの笑顔が多くて、親の怒鳴り声はほとんど聞かれなくて。そういう状況があったにもかかわらず、明治維新後、富国強兵で欧米列強と伍して頑張らなければならないというところがちょっと行きすぎてしまったんですね。先ほどの大高先生の話で言うと、日本は子どもを大事にしたはずなのに、確かにそうなんだけど、今一番感じるのは、子どもは放っておいても育つという子どもに対しての甘え、間違った考えが日本では強すぎるなと思います。反対に、アメリカとかヨーロッパで児童精神科が発展しているのは、子どもに問題が起きると、その原因は何か、それを学問的に皆で話し合って、すぐ、じゃあシステムをこう変えようと修正を常に加えていくというふうに、子どもが育たないことを前提にした社会なんです。その修正を常に加えていく欧米の社会と、放っておけば育つとグローバリゼーションで全体が変わっていることに気がつかないまま無視していってしまった日本の差が出ていますよね。

多様性に応える教育とは

大髙　教育の問題は大きいですよね。

大嶋　本当に学校の先生も頑張っていて、いい子に育てたい、皆よくなってほしいと考えていると思います。ただ、学校の先生たちの考えている「頑張ればいい子になる」「清く正しく美しく」ではね。やっぱり子どもは「清く正しく美しく」なんかじゃなくて、いろんなやばいことを考えたり、衝動を出したり、いろんなことをして失敗してだんだん成長していくもので、そこの部分の発想が抜けていることが日本の一番たいへんなところです。だから、最近びっくりしたんですが、子どもは素直だなと感じたことで、浜松の中学校で暴れる子どもがほぼゼロだと言うんです。そういうふうに学校の先生が自信をもって言われているんですけど、恐ろしいことだなと思いました。我々からすると、じゃあ、いつ暴れるかな？　これから暴れるのかな？　と、そういう不安に駆られます。だから、押さえ込むと、子どもすら動物ではないまま、一見理性でしばらくごまかしちゃうのを見て、びっくりしているんです。学校の先生に限らず世の中全体が、「清く正しく美しく」になりすぎて厳しくなりすぎているので、そういうところが大きく影響していると思います。

大瀧　結局、これだけ多様性と言われている時代ですが、唯一、日本の教育はまだまだ一斉教育ですよね。学習指導要領に基づいて、皆同じ、例えば四年生は四年生の授業を同じようにやりなさいというふうになっているんだけども、とても無理ですよね。明らかについていけない子がいます。一方で、つまらないという子もいるんですよ。わかりきったことを何度もやるのは嫌だって。多様性に応えるような教育でないと、すごくできる子も退屈で、できない子も全然ついていけずで、そうなると学校に行きたくないですよ。学校ではなくて塾に行きなって勧めて、そうすると小学生でも中学の勉強を教えてもらったらすごく面白いと。そういうふうに対応できなければならないでしょう。あるいは境界知能で、この学年の授業は難しいよねとなって、特別支援に行くと、ものすごく生き生きしてきて、面白い・楽しいと言います。普通級でそうした多様性に配慮した対応ができるといいんだけれど、難しいですね。

大髙　僕、お母さんに話すことがあります。「お母さん、スポーツが苦手ならやらなくて済むでしょう。でも、学校に行って、『体育しません』って言ったら大事（おおごと）になるでしょう」と。子どもたちは自分で学ぶことを選べない。そして自分が苦手なこと、例えばでんぐり返しが苦手で一回でできず、一〇回ぐらいでできたら、頑張ってできたんだから通知表でいったら5ですよね。でも、そういう頑張った子が2で、すぐできちゃった子が5だったら、それは評価がおかしくない？ と思うわけ。そういう話を親御さんにするんです。「確かに」と言いつつも、「でも、うちの子は学校に行けますか？」「うちの子は大丈夫でしょうか？」というふうになってしまいます。学校自体の考え方は社会の価値観に縛られていて、やっぱり社会的に不利にならないように、親御さんは、できたら中学校に行って、ちゃんとした高校に入って――ちゃんとしたって、何だか知らないけど――という気持ちが強いですよね。そのあたりで大瀧先生は困りませんか？

大瀧　そこでいつも話をするんだけど、わかっていただける親御さんもいるし、なかなか平行線のままという親御さんもいますね。でも、平行線だと子どもが可哀想ですよね。子どもが高校年代ぐらいになると、「どうする？」と本人と作戦会議をすることもあります。

大髙　大嶋先生は、親の期待などについて、どう思いますか？

大嶋　親がどこで諦めをつけてくれるか、というところですね。やっぱり周りでできる子を見ると、うちの子だってああなってほしいと思ってしまいます。比べすぎてしまう、結果を求めすぎてしまいますが、「うちの子はこれだ。安心できるじゃん。こんなに苦しいじゃん」という当たり前のところが見えていないことがあります。親は自分が勉強嫌いだったことをもう忘れてしまっていることも多いですしね。やっぱり親御さんたちが「まあ、しょうがないわね」

と諦めをつけてくれるところまでいけるといいんだけど、諦めをつけるまでに子どもがズタズタになってしまうと悲惨なので、早めに諦めをつけてもらえるといいと思います。大瀧先生と同じように、子どもに「そんなに簡単に学校に行っちゃいかんよ。ちゃんと休まないと、周りもわかってくれんでね」と話をすることがよくありますね。

「そのままのあなたでいいよ」という安心感を

大髙　中学ぐらいの時に「あいつすげえ、大車輪できるぞ。勉強はできないけど、すげえなあ」と友人に羨望の眼差しを向けたことがありますよね。ところが、今の子どもたちは「大車輪できるけど、勉強はできないよ」と言います。いつも比較の中、偏差値の中で生きていて、本当に悲しくなってしまいます。

大嶋　どうしても比較はするんだけど、価値観がいっぱいあればいいですよね。大車輪ができるという価値観もあれば、音楽の才能があるという価値観もあれば、要領がいいという価値観もあれば、いろんな価値観があればいいんだけど、その価値観がちょっと勉強に集約しすぎていますよね。

大瀧　昔々、私たちの頃の先生は厳しかったけれども、そういうところを認めてくれましたよね。この子は勉強はできないけど、これがすごくいいと褒めていました。勉強できる・できないはあるけど、それ以外のことがいっぱいあったように思います。絵がとても上手な子がいたりと、実際いろいろなことができる友人を尊敬していました。でも今それがなかなかないような気がします。

大髙　相手を認めるというより、広い意味での競争相手になってしまっていますよね。人との比較の対象になってしまう。

大嶋　原点に戻ると、比較ばっかりになってしまうのは、やっぱり自分に安心感がない、自信がないから、ではないでしょうか。やっぱり自分に自信というか、「まあ、自分ってこんな感じだよな」「こういう特徴があるよな」「自分はこれでいいよな」と思っていないと、人を認めるのは難しいです。

大髙　先ほどの to be、そのままのあなたでいいよということが認められない。

大嶋　そこを獲得しないと、なかなか人を認めるのは難しくて。どうしてもまだ戦っている間、競争して、自分の不安をごまかそうとするし、でもその競争の先に安心はないということがわからない。やっぱり一番は小さい頃、お母さんにグズグズ言えたり、家でグズグズやれたり、近所の仲間とワイワイやってケンカしてもまた仲直りしたりという、地域に自分が存在する、家の中で自分が存在するというその当たり前の感覚をもてたかもてなかったか、が勝負ですよね。

大瀧　安心感ですよね。そうやっても、ちゃんと抱えられた感じ、それがすごく大事なんじゃないかな。安心感をもっていることが、すなわち、人を認められ、お互いが場所は違うけれども、抱えられている感じでつながる。

大高　やっと答えが出てきました。「死にたい」「消えたい」という子どもたちの背景に、やっぱり安心感がないということですね。小さい頃から、そのままのあなたでいていいよという安心感を得られること、抱えられる体験を子どもたちに与えたい、そんなところですね。これで座談会を終わりたいと思います。皆さん、ご静聴ありがとうございました。

●近畿

岩本芳樹　医療法人社団 澄鈴会 箕面神経サナトリウム

岩橋多加寿　三国丘こころのクリニック

金子浩二　かねこクリニック

西川瑞穂　かく・にしかわ診療所

大久保圭策　おおくぼクリニック

猪原淳　いのはらクリニック

澤田将幸　さわだメンタルクリニック

中島玲　医療法人 恵風会 けいふう心療クリニック

姜昌勲　きょうこころのクリニック

宋大光　宋こどものこころ醫院

安藤悦子　ひびきこころのクリニック

井出浩　浅野神経内科クリニック

栗木紀子　ぽかぽかこころクリニック

小林和　精療クリニック小林

清水聖保　医療法人聖心会 清水クリニック

中西善久　中西心療内科・内科医院

高宮靜男　たかみやこころのクリニック

尾崎優　おやこの診療所

山下達久　からすま五条やましたクリニック

榎並里菜　大阪大学医学部附属病院

松本具樹　精療クリニック小林

●中国・四国

藤岡宏　つばさ発達クリニック

笹野京子　なのはなクリニック

繪内利啓　えないメンタルクリニック

戸田典子　こころクリニック

宮内和瑞子　宮内クリニック

三谷理恵　医療法人社団 さんあいクリニック

浅田護　医療法人あさだ会 浅田心療クリニック

井上悠里　まな星クリニック

近藤強　医療法人青峰会 チヨダクリニック

青島真由　こころのクリニックのぞみ

高橋友香　なのはなクリニック

●九州・沖縄

木村義則　みのうクリニック

水野智秀　みずのメンタルクリニック

岡野高明　医療法人明薫会 熊本心身医療クリニック

武井宣之　江津湖クリニック

松尾智彦　水前寺ライフクリニック

平村英寿　九品寺心身クリニック

武井麗子　江津湖クリニック

藤岡淳子　はたけやまクリニック

中並朋晶　なかなみメンタルクリニック

横田周三　メンタルクリニック保田窪

結城麻奈　ゆうきあさな こころのクリニック

尾野勤子　南上原こころの発達クリニック

脇元安　メンタルクリニック心の声

滝川一廣　あなはクリニック

丁子竜男　医療法人和み会 城間医院

佐竹宏之　さたけこども発達クリニック

井関真知子　福岡こどもと大人の心療内科 児童 精神科 まちこメンタルクリニック

北英二郎　医療法人久和会 長嶺北クリニック

加藤由起子　加藤メンタルクリニック
都丸文子　医療法人社団 希志会 発達心療クリニック
渥美眞理子　由比ガ浜こころのクリニック
井上雅子　しんゆりメンタルヘルスクリニック
猪股誠司　湘南福祉センター診療所
川上保之　医療法人社団水府会 かわかみ心療クリニック
上林靖子　医療法人社団まめの木会 まめの木クリニック
川崎葉子　むさしの小児発達クリニック
橋本俊明　西新井こころのクリニック
横田圭司　医療法人社団 ながやまメンタルクリニック
奥野洋子　医療法人弥生会 熊谷神経クリニック
佐藤寛　さとうメンタルクリニック
川畑友二　クリニック川畑
久能勝　平安堂こころのクリニック
小林由佳　Medical Switch in clinic
伊藤郁子　こころのクリニック調布
松岡祐加　クリニックまつおか
毛呂佐代子　もろメンタルクリニック
横山裕哉　幸町クリニックなごみ
久場川哲二　医療法人社団ランタナ会 久場川こども発達クリニック
石井勉　安行かもめクリニック
佐藤順恒　医療法人社団順風会 上尾の森診療所
新井慎一　尾山台すくすくクリニック
早川洋　こどもの心のケアハウス嵐山学園
日原信彦　横浜ハビリテーションクリニック
長根亜紀子　医療法人社団俊睿会 いずみクリニック
竹内伸　おかのうえ 子ども 心のクリニック
原郁子　こころ発達クリニック新横浜
三枝恵美　医療法人光仁会 元住吉えみ心療クリニック
飯島毅　南越谷メンタルクリニック
奥薫　クリニック川畑
南達哉　医療法人滔々会 八景コエールクリニック

●中部

清水健次　ダダ第2クリニック
石井卓　石井クリニック
高野磨美　つくしこころクリニック
神谷純　医療法人かみやメンタルクリニック
端谷毅　はしたにクリニック
清水章子　しみずクリニック
武井陽一　デンマーク牧場福祉会 こひつじ診療所
岩崎寿史　おかざきよろず心のクリニック
井川典克　いかわクリニック
高柳みずほ　医療法人社団四方会 有沢橋病院
新井康祥　楓の丘こどもと女性のクリニック
夏苅郁子　やきつべの径診療所
福原里美　里童こころと育ちのクリニック
村瀬聡美　心療内科・内科リエゾンメディカル丸の内
井上喜久江　井上医院
森美緒　本山こころのクリニック
辻里花　愛知県精神医療センター
平野千晶　医療法人成精会 メンタルクリニックアンセル
早川徳香　はやかわこころのクリニック一社
河合佐和　塩釜口こころクリニック

日本児童青年精神科・診療所 連絡協議会（JaSCAP-C）会員名簿

（2024 年 8 月 28 日／会員数 132 名）

[顧問]（地域／氏名　クリニック名）

関東／**佐藤泰三**　佐藤メンタルクリニック

[役員]（職名／氏名　クリニック名）

会長／**大髙一則**　医療法人大高クリニック
副会長（関東事務局）／**杉村共英**　医療法人社団 希志会発達心療クリニック
副会長（関東事務局）／**牛島洋景**　うしじまこころの診療所
関東事務局／**橋本大彦**　橋本クリニック
北海道・東北事務局／**下出崇輝**　しもでメンタルクリニック平岸分院
北海道・東北事務局／**松本和紀**　こころのクリニックＯＡＳＩＳ
中部事務局／**大瀧和男**　かずおメンタルクリニック
近畿事務局／**奥野正景**　三国丘こころのクリニック
近畿事務局／**鬼頭有代**　有希クリニック
中国・四国事務局／**中島洋子**　まな星クリニック
九州事務局／**中庭洋一**　医療法人　なかにわメンタルクリニック
九州事務局／**伊室伸哉**　バークレーいむろ心のクリニック
本部事務局／**大嶋正浩**　メンタルクリニック・ダダ
研究部門／**原田剛志**　パークサイドこころの発達クリニック
監事／**田中康雄**　こころとそだちのクリニック　むすびめ
監事／**本間博彰**　星総合病院精神科
監事／**髙橋秀俊**　高知大学医学部

[会員]（氏名　クリニック名）※順不同

●北海道・東北

中野育子　札幌こころの診療所
黒川新二　黒川メンタルクリニック
望月美知子　つづじが岡メンタルクリニック
八十川真里子　医療法人社団同行会うらかわエマオ診療所
野呂浩史　南平岸内科クリニック
館農幸恵　ときわ病院（ときわこども発達センター）
加藤知子　かとうメンタルクリニック
富田拓　北海道家庭学校診療所
王谷淑子　札幌ひいらぎクリニック
伊東かほり　新さっぽろメンタルクリニック

●関東

溝口健介　ケン・クリニック
神尾陽子　神尾陽子クリニック
檜垣有世　保土ヶ谷こころのクリニック

編者――
大髙一則（おおたか・かずのり）児童精神科医、医療法人大髙クリニック院長
大嶋正浩（おおしま・まさひろ）児童精神科医、メンタルクリニック・ダダ院長
大瀧和男（おおたき・かずお）　児童精神科医、かずおメンタルクリニック院長

▼読者限定 座談会の収録映像はこちらから
https://www.youtube.com/playlist?list=PLZtNP-EvUhSiuG7xKsO4QoNglq0vKEp9f

発達障害《はったつしょうがい》なんか怖《こわ》くない――「特性《とくせい》」を「障害《しょうがい》」にしないために

2024年10月30日　第1版第1刷発行
2024年12月30日　第1版第2刷発行

編　者――大髙一則・大嶋正浩・大瀧和男
発行所――株式会社　日本評論社
〒170-8474 東京都豊島区南大塚3-12-4
電話 03-3987-8621（販売）-8598（編集） 振替 00100-3-16
印刷所――港北メディアサービス株式会社
製本所――株式会社難波製本
装　幀――臼井新太郎
装　画――金子なぎさ
検印省略　© Otaka, K., Oshima, M., Otaki, K., 2024
ISBN978-4-535-56438-1　Printed in Japan